Anatomie und Chirurgie
des Schädels, insbesondere der Hals-,
Nasen- und Ohrenkrankheiten
nach Ibn al-Quff

ARS MEDICA

Texte und Untersuchungen zur Quellenkunde der Alten Medizin

Schriftenreihe des Instituts für Geschichte der Medizin der Freien Universität Berlin

III. Abteilung
Arabische Medizin

Herausgegeben von
Karl Deichgräber · Hans Diller · Heinz Goerke

Band 1

Walter de Gruyter · Berlin · New York

1971

Anatomie und Chirurgie des Schädels, insbesondere der Hals-, Nasen- und Ohrenkrankheiten nach Ibn al-Quff

von

Otto Spies

und

Horst Müller-Bütow

Walter de Gruyter · Berlin · New York

1971

Gedruckt mit Unterstützung der Deutschen Forschungsgemeinschaft

Redaktion: Peter Bachmann

ISBN 3 11 001848 9

Satz und Druck: Hubert & Co., Göttingen.

Vorwort

Goethes Ausspruch „Die Geschichte einer Wissenschaft ist die Wissenschaft selbst" rechtfertigt uns, jeden Zweig einer Wissenschaft im Lichte der historischen Entwicklung zu sehen. Die Forschung hat daher die Aufgabe, die historischen Grundlagen zu suchen und die Fortschritte aufzuzeigen. Was die medizinische Wissenschaft betrifft, so begnügten sich die Ärzte meist mit dem jeweiligen Stand, ohne eigentlich auf die Entwicklung und das allmähliche Aufwärtssteigen auf diesem Gebiet einzugehen. Für den Historiker der Medizin — und nicht nur für ihn — ist es von Interesse und wichtig, die Schicksale der Heilkunst festzustellen und zu erkennen, welches der Stand der Medizin bei den verschiedenen Völkern und zu den verschiedenen Zeiten gewesen ist. Gerade die Völker des Orients hatten an den Errungenschaften der Medizin einen großen Anteil.

In der allgemeinen Medizingeschichte zwischen Antike und europäischem Mittelalter nehmen die Araber als Vermittler und Fortsetzer der antiken Medizin eine besondere Stellung ein und spielen dabei eine wichtige Rolle. Das ist in den Handbüchern der Medizingeschichte mehr oder minder ausführlich dargestellt. Namen wie Rāzī (Rhazes) ʿAlī ibn al-ʿAbbās (Haly Abbas) und Ibn Sīnā (Avicenna) sind allgemein bekannt. Die arabischen Mediziner haben in der Erkenntnis verschiedener Krankheiten wie Ansteckung durch Tuberkulose, Infektion bei Pest durch Kleider, Eßgeschirr und persönlichen Kontakt, Gegengifte bei Vergiftungen, Beschreibung der Iris und des Akkomodations-Mechanismus, Behandlung der Augenkrankheiten, Sitz des Sehvermögens in der retina, Bedeutung der Kauterisation, Diagnose des Magenkrebses usw. Fortschritte gemacht und Krankheiten und Krankheitsbilder ausgezeichnet beobachtet.

Wir wollen in dieser Arbeit einen arabischen Chirurgen des 7. islamischen, d. i. 13. christlichen Jahrhunderts vorführen, der in mehr als einer Beziehung interessant ist. Dabei haben wir uns auf die Anatomie und Chirurgie des Schädels, insbesondere der Hals-, Nasen- und Ohrenkrankheiten beschränkt.

In der Darstellung haben wir uns kurzgefaßt und nicht weit ausgeholt. Es lag uns fern, bekannte Tatsachen zu wiederholen, wie wir das bei einer Reihe von Arbeiten feststellen mußten. Unser Bestreben war es, die Texte selbst sprechen zu lassen, da die arabischen Quellen nur wenigen Historikern der Medizin und Naturwissenschaften zugänglich sind.

Von einer „Geschichte der arabischen Medizin" sind wir noch weit entfernt. Ein großer Teil der arabischen medizinischen Literatur liegt nicht einmal im Druck vor, geschweige denn in Übersetzungen und Bearbeitungen. Solche Studien ermöglichen den Stand der medizinischen Kenntnisse im Querschnitt aufzuzeigen, von dem ausgehend eine Darstellung des chronologischen Längsschnitts, d.h. die Geschichtsschreibung erst unternommen werden kann. Heute liegt uns in dem kürzlich veröffentlichten Werk von Manfred Ullmann, Die Medizin im Islam, die notwendige und richtungweisende Bestandsaufnahme vor, die für die weiteren Forschungen grundlegend ist.

Wir haben den Druck Haiderabad 1356 A. H. (= 1937 A. D.), 2 Bände, für die Übersetzung zugrunde gelegt. Da sich eine Reihe von Fehlern und Ungenauigkeiten im Druck befinden, haben wir die schöne Handschrift Berlin 6255 (vgl. Ahlwardt V, 512–513) zu Rate gezogen. Weitere Handschriften sind bei Brockelmann, GAL S I, 899 und Ullmann, S. 176 aufgeführt. Außerdem sind noch folgende Handschriften zu erwähnen:

1. *Dār al-Kutub*, *Ṭibb* 67, vgl. *Fihris al-Maḫṭūṭāt al-muṣawwara*, Kairo 1959, 3. Teil, S. 130, Nr. 165. Vgl. dazu G. Kircher, *Die einfachen Heilmittel*, S. 24, Anm. 5
2. *Azhar* 76/7591
3. *Aḥmadīya* 5413, 5414
4. Amerikanische Universität in Beirut I, 13, 6 A. Vgl. *Salāḥaddīn al-Munağğid*, RIMA, V (1959), S. 267

Unser Hauptanliegen war, die Texte in Übersetzung zu bringen und nicht, wie oben ausgeführt, das gebotene Material zu verarbeiten oder in historischer Entwicklung darzustellen. Daher ist die Übersetzung wörtlich gehalten, um die Eigenart der medizinischen Ausdrucksweise im Arabischen zu zeigen, auch wenn es oft recht umständlich im Deutschen ausgedrückt ist. Viele Stellen, besonders in der Anatomie, scheinen unklar und unserer heutigen Auffassung so fern, daß manchmal verschiedene Deutungen des Textes möglich sind.

Durch Anwendung moderner Begriffe wollten wir die Texte nicht verfärben. Wir hielten es nicht für richtig, die arabische Ausdrucksweise in das Prokrustesbett der modernen Medizin einzuspannen. Deshalb haben wir vor die Übersetzung eines jeden Kapitels eine ganz kurze Inhaltsangabe in modernem Sprachgebrauch gesetzt.

Herrn Dr. R. Azar, Lektor für Arabisch am Seminar für Orientalische Sprachen bei der Universität Bonn, sind wir für viele philologische Erklärungen dankbar. Unser Dank gebührt auch Herrn Dr. Peter Bachmann, der das Manuskript dieser Arbeit durchgesehen und dabei Verbesserungsvorschläge gemacht hat.

Inhaltsverzeichnis

Literaturverzeichnis

ʿAbd al-Laṭīf al-Baġdādī: *The Eastern Key (Kitāb al-Ifādah wa'l-I'tibār)*, transl. by Kamal Hafuth Zand and John A. and Ivy E. Vidan, London 1965

Abu Ganima, Mohammad Subhi: *Abul-Kasim, ein Forscher der arabischen Medizin.* Med. Diss. Berlin 1929

Ahlwardt, W.: *Die Handschriften-Verzeichnisse der Königlichen Bibliothek in Berlin.* Verzeichnis der arabischen Handschriften von W. Ahlwardt. Berlin 1887ff. (10 Bände)

ʿAlī ibn al-ʿAbbās al-Maǧūsī (= Haly Abbas): *Kāmil aṣ-ṣināʿa aṭ-ṭibbīya.* Druck Būlāq 1294h. (2 Bände)

Avicenna s. Ibn Sīnā

Berendes = Berendes, J.: *Paulos' von Aegina des besten Arztes Sieben Bücher.* Leiden 1914

Bergsträsser, *Ḥunain* = Bergsträsser, Gotthelf: *Ḥunain Ibn Isḥāq, Über die syrischen und arabischen Galen-Übersetzungen.* Leipzig 1925 (= Abhandlungen für die Kunde des Morgenlandes, Bd. 17, Nr. 2)

Bergsträsser, Gotthelf: *Ḥunain ibn Isḥāq und seine Schule.* Leiden 1913

Brockelmann, Carl: *Geschichte der arabischen Litteratur.* Zweite den Supplementbänden angepaßte Auflage. (2 Bände, 3 Supplementbände) Leiden 1937–1949

Brockelmann, Carl: *Arabische Grammatik. Paradigmen, Literatur, Übungsstücke und Glossar.* 15. Aufl., besorgt von Manfred Fleischhammer. Leipzig 1962 (= Lehrbücher für das Studium der orientalischen Sprachen, Band 2)

Browne, Edward Granville: *Arabian Medicine.* Cambridge 1921

Budge, E. A. Wallis: *Syrian Anatomy, Pathology and Therapeutics or „The Book of Medicines“.* 2 Bände, London 1913

Bürgel, Christoph: *Die Bildung des Arztes.* In: Sudhoffs Archiv 50 (1966), S. 337–360

Bürgel, Christoph: *Die wissenschaftliche Medizin im Kräftefeld der islamischen Kultur.* In: Bustan, 1967, H. 1, S. 9–19

Bürgel, J. Christoph: *Averroes „contra Galenum“.* Göttingen 1968 (= Nachrichten der Akademie der Wissenschaften in Göttingen, I. Philologisch-Historische Klasse, Jahrgang 1967, Nr. 9)

Campbell, Donald: *Arabian Medicine and its Influence on the Middle Ages.* 2 Bände, London 1926

Celsus = Marx, Fridericus: *A. Cornelii Celsi quae supersunt* (= Corpus medicorum Latinorum I), Leipzig und Berlin 1915

Channing, Joh.: *Albucasis de Chirurgia Arabice et Latine.* 2 Bände, Oxford 1778

Charaf ed-Din = Pierre Huard et Mirko Drazen Grmek: *Le premier manuscrit chirurgical turc,* redigé par Charaf ed-Din. Paris 1960

CHOULANT, J. LUDWIG: *Handbuch der Bücherkunde für die ältere Medicin.* 2. Aufl. Leipzig 1956

AD-DAMĪRĪ = AD-DAMĪRĪ: *Kitāb ḥayāt al-ḥayawān.* 2 Bände, Kairo 1275h.

DIETRICH, ALBERT: *Zum Drogenhandel im islamischen Ägypten. Eine Studie über die arabische Handschrift Nr. 912 der Heidelberger Papyrus-Sammlung.* Heidelberg 1954 (= Veröffentlichungen aus der Heidelberger Papyrus-Sammlung. Neue Folge, hrsg. von der Heidelberger Akademie der Wissenschaften, phil.-hist. Kl., Nr. 1)

AD-DĪNAWARĪ: *The Book of Plants = The Book of Plants of Abū Ḥanīfa ad-Dīnawarī, Part of the Alphabetical Section* (ز – ا). Edited by Bernhard Lewin Uppsala–Wiesbaden 1953 (= Uppsala Universitets Arsskrift 1953: 10)

DIOSCURIDES = WELLMANN, MAX: *Pediani Dioscuridis Anazarbei De materia medica libri quinque.* Berlin 1907–1914

DOZY = DOZY, R.: *Supplément aux dictionnaires arabes.* 2 Bände, Leiden 1881

DUCROS, A. H.: *Essai sur le droguier populaire arabe de l'inspectorat des pharmacies du Caire,* Mém. prés. à l'Institut d'Egypte, vol. 15 (1930)

Eastern Key = 'ABD AL-LAṬĪF AL-BAĠDĀDĪ

ELGOOD, CYRIL: *A Medical History of Persia and the Eastern Caliphate.* Cambridge 1951

ELGOOD, CYRIL: *Safavid Surgery.* Oxford 1966 (= Analecta Medico-Historica 2)

ELGOOD, CYRIL: *Tibb ul-Nabi of al-Suyuti or Medicine of the Prophet.* In: Osiris 14 (1962), S. 33–132

EI = *Enzyklopeadie des Islam.* 4 Bände, Leiden und Leipzig 1913–1934, Ergänzungsband 1938. — 2. Aufl. (engl. und französisch), Leiden und Paris, Bd. 1: 1960, Bd. 2: 1965. Bd. 3 im Erscheinen (ab 1965).

FONAHN = FONAHN, ADOLF: *Arabic and Latin Anatomical Terminology.* Kristiania 1922.

FREYTAG, GEORG WILHELM: *Lexicon arabico — latinum.* 4 Bände, Halle 1830–1837

ǦĀBIR B. HAYYAN: *Das Buch der Gifte,* ed. Alfred Siggel, Wiesbaden 1958.

GAL = BROCKELMANN, *Geschichte der arabischen Litteratur,* 5 Bde., Leiden 1937–1949

GALEN = *Claudii Galeni opera omnia,* ed. Carolus Gottlob Kühn, T. 1–20, Leipzig 1821–1833

GARBERS, s. AL-KINDĪ

AL-ĠĀFIQĪ: *The abridged Version of „The Book of Simple Drugs" of Aḥmad b. Muḥ. al-Ghāfiqī,* ed. Max Meyerhof and G. P. Sobhy, 4 Teile, Cairo 1932–1933

AL-ǦAUBARĪ: *Kitāb al-muḫtār fī kašf al-asrār wa-hatk al-astār.* Cairo 1908. Dazu Wiedemann, Beiträge XXVI

GHANEM, *Bibliotheksgeschichte* = GHANEM, IMAD E.: *Zur Bibliotheksgeschichte von Damaskus* 549–922/1154–1516. Phil. Diss. Bonn 1969

GUIGUES, PIERRE: *Les noms arabes dans Sérapion „Liber de simplici medicina". Essai de restitution et d'identification des noms arabes de médicaments usités au moyen age*: Journ. Asiatique serie 10, V (1905), S. 473–546; 10, VI (1905), S. 49–112

GUIGUES, P. = RĀZĪ: *La guérison en une heure de Rhazes,* texte arabe, Mašriq 1903, S. 395–402; übers. v. Pierre Guigues, Janus 1903, S. 363–370, 411–418

HAMARNEH, SAMI KH.: *A Pharmaceutical View of Abulcasis al-Zahrāwī in Moorish Spain.* Leiden 1963

HAMARNEH, SAMI: *The First Recorded Appeal for Unification of Weights and Measures Standards in Arabic Medicine*: Physis V (1963), 230–248

HAMARNEH, SAMI: *Thirteenth Century Physician Interprets Connection between Arteries and Veins*: Sudhoffs Archiv 46 (1962), 17–26

HAMARNEH, *Bibliography* = *Bibliography on Medicine and Pharmacy in Medieval Islam,* Stuttgart 1964 (vgl. dazu MANFRED ULLMANNS Besprechung in ZDMG Bd. 118 (1968), 177–179

HEIBERG = HEIBERG, JOHAN LUDVIG: *Paulus Aegineta,* Leipzig und Berlin 1921–1924 (= Corpus Medicorum Graecorum IX, 1, 2)

HIRSCHBERG, JULIUS: *Die arabischen Lehrbücher der Augenheilkunde.* Leipzig 1905.

ḤUNAIN B. ISḤĀQ: *The Book of the Ten Treatises on the Eye,* ed. and transl. by Max Meyerhof, Cairo 1928

HYRTL, JOSEPH: *Das Arabische und Hebräische in der Anatomie.* Wien 1879, Neudruck Wiesbaden 1966

IAU = IBN ABĪ UṢAIBIʿA

IBN ABĪ UṢAIBIʿA: *ʿUyūn al-anbāʾ fī ṭabaqāt al-aṭibbāʾ*, ed. August Müller, 2 Bde., Kairo 1882–1884

IB = IBN AL-BAIṬĀR

IBN AL-BAIṬĀR: *Kitāb al-Ǧāmiʿ li-mufradāt al-adwiya waʾl-aġḏiya, Traité des Simples,* trad. L. Leclerc, 3 Vols., Paris 1877–1881

IBN HUBAL: *Kitāb al-muḫtārāt fiʾṭ-ṭibb,* 4 Bde., Hyderabad 1362–1364 A.H.

IBN AL-QIFṬĪ: *Taʾrīḫ al-ḥukamāʾ*, ed. J. Lippert, Leipzig 1903

IQ = IBN AL-QUFF

IBN SERAPION, s. GUIGUES

IBN SĪNĀ: *al-Qānūn fiʾṭ-ṭibb,* Kairo 1877

IBN SINĀ: *Treatise on the Canon of Medicine of Avicenna,* ed. O. C. Grunuer, London 1930

IBN SĪNĀ; AVICENNA: ... *das Lehrgedicht über die Heilkunde (Canticum de medicina)*, übers. von Karl Opitz (= Quellen u. Stud. z. Gesch. d. Naturwiss. u. Med., Bd. 7 (1939))

JA = Journal Asiatique

JRAS = Journal of the Royal Asiatic Society

JASB = Journal of the Asiatic Society Bengal

IBN SĪNĀ: *The General Principles of Avicenna's Canon of Medicine* by Mazhar H. Shah, Karachi 1966

ISKANDER, A. Z.: *Rhazes' Clinical Experience*: al-Mašriq 56 (1962), S. 217–282

ISSA, AHMED BEK: *Dictionnaire des noms des plantes,* Cairo 1930

ISSA, AHMED BEK: *Taʾrīḫ an-nabāt ʿind al-ʿarab,* Cairo 1944

ISSA BEY: *Histoire des bimaristans (hopitaux) à l'époque islamique.* Kairo 1928

KHAYR ALLAH, AMIN A.: *Outline of Arabic Contributions to Medicine and the Allied Sciences,* Beirut 1946

AL-KINDĪ: *Kitāb kīmiyāʾ al-ʿiṭr waʾt-taṣʿīdāt,* ed. und übers. Karl Garbers, Leipzig 1948

AL-KINDĪ: *The Medical Formulary or Aqrābādhīn*, transl. by Martin Levey, Madison 1966

KIRCHER = HEIDI GISELA KIRCHER: *Die „einfachen Heilmittel" aus dem „Handbuch der Chirurgie" des Ibn al-Quff*. Phil. Diss. Bonn 1967

DE KONING, P.: *Trois Traités d'anatomie arabes*, Leiden 1903

DE KONING, P.: *Traité sur le calcul dans les reins et dans la vessie* (nach IBN HUBAL, RĀZĪ, 'ALĪ B. AL-'ABBĀS und IBN SĪNĀ)

LANE, EDWARD WILLIAM: *Arabic-English Lexicon*, London 1863–1893

LECLERC, LUCIEN: *Histoire de la médecine arabe*, 2 Vols., Paris 1876

LECLERC, LUCIEN: *La Chirurgie d'Abulcasis*, Paris 1861

LEVEY, *Kindī* = LEVEY, MARTIN: *The Medical Formulary or Aqrābādhīn of al-Kindī*

LEVEY, *Samarqandī* = LEVEY, MARTIN and NOURY AL-KHALEDY: *The Medical Formulary of Al-Samarqandī*, Philadelphia 1967

LEVEY, MARTIN: *Ibn Masawaih and his Treatise on Simple aromatic Substances*: Journ. of the Hist. of Medicine 17 (1962)

LEVEY, MARTIN: *Medieval Arabic Toxicology*, Philadelphia 1966

LEVEY, MARTIN, *Medical Ethics of Medieval Islam*, Philadelphia 1967 (vgl. Ch. Bürgel, in: Göttingische Gelehrte Anzeigen, 220. Jhg., Heft 3–4, S. 215–227, Göttingen 1968)

LITTMANN, *1001 Nacht* = LITTMANN, ENNO: *Die Erzählungen aus den tausendundein Nächten*. Vollständige deutsche Ausgabe in sechs Bänden. Wiesbaden 1953

LÖW, IMMANUEL: *Aramäische Pflanzennamen*, Leipzig 1881

LÖW, IMMANUEL: *Die Flora der Juden*. 4 Bde., Wien 1924–1934

MAIMONIDES: *Maimonides' Šarh asmā' al-'uqqār* (*L'explication des noms de drogues*), ed. avec trad. par Max Meyerhof (= Mém. prés. à l'Institut d'Egypte, Bd. 41) Kairo 1940

AL-MAǦŪSĪ: *al-Kāmil fi 'ṣ-ṣinā'a aṭ-ṭibbīya*, Cairo 1294 A.H.

MAKHLUF, TEWFIK: *L'Oeuvre chirurgical d'Abul-Cassim Ez-Zahrawi*, Paris 1930

MECHITHAR = SEIDEL, ERNST: *Mechithar's des Meisterarztes aus Her „Trost bei Fiebern"*. Leipzig 1908

MEYERHOF, MAX, s. GĀFIQĪ, ḤUNAIN B. ISḤĀQ, MAIMONIDES

MEYERHOF, MAX: *Echte und unechte Schriften Galens nach arabischen Quellen*, in: Sitz.-Ber. d. Akad. d. Wiss., Berlin 1928

MEYERHOF, *Paradise* = MEYERHOF, MAX: *'Alī aṭ-Ṭabarī's Paradise of Wisdom*, Isis 16 (1931) (Glossar S. 48–54)

MEYERHOF, *Muršid* = MEYERHOF, MAX: *al-Morchid fi'l Kohhl, ou Le Guide d'Oculistique, ouvrage inédit de Mohammad b. Qassoûm al-Ghâfiqî* . . ., Barcelona 1933

MEYERHOF, MAX: *Von Alexandrien nach Bagdad*, in: Sitz.-Ber. d. Akad. d. Wiss., Berlin 1930

MEYERHOF, MAX: *Das Vorwort zur Drogenkunde des Beruni* (= Quellen u. Stud. z. Gesch. d. Naturwiss. u. Med. 3, 1933)

MEYERHOF, *Maimonides* = *Maimonides' Šarḥ asmā' al-'uqqār*, (*L'explication des noms de drogues*), ed. avec trad. par Max Meyerhof (= Mém. prés. à l'Institut d'Egypte, Bd. 41) Kairo 1940

Meyerhof, Max: *Ibn an-Nafīs und seine Theorie des Lungenkreislaufes* (Quellen u. Studien zur Gesch. d. Naturwiss. u. Med. IV), Berlin 1935

al-Munağğid Ṣalāḥ ad-dīn: *Maṣādir ğadīda 'an ta'rīḫ aṭ-ṭibb 'inda'l 'Arab*, in: RIMA 5 (1959), 229–348

Paulus Aegineta; ed. des CMG, s. Heiberg

Plinius = Ianus, Ludovicus et Mayhoff, Carolus: *C. Plinius Secundus, Naturalis historiae libri* (Bibliotheca scriptorum Graecorum et Romanorum Teubneriana), Leipzig 1892–1907

ar-Rāzī: *Kitāb manāfi' al-aġḏiya wa daf' maḍarrihā*, Cairo 1905

ar-Rāzī: *Al-Rāzī's Buch Geheimnis der Geheimnisse*, ed. Julius Ruska (= Quellen u. Stud. z. Gesch. d. Naturwiss. u. Med. 6 (1937))

ar-Rāzī: *Kitāb al-Ḥāwī fi'ṭ-ṭibb*, 7 Bde., Hyderabad 1955–1958

ar-Rāzī: *La guérison en une heure de Rhazes*, texte arabe: Mašriq 1903, S. 395–402; übers. v. Pierre Guigues, Janus 1903, S. 363–370, 411–418

ar-Razzāq: *Kašf ar-rumūz (Révélation des énigmes)*, transl. L. Leclerc, Paris 1874

Renaud, H. P. J. et G. S. Colin: *Tuḥfat al-aḥbāb, Glossaire de la matière médicale marocaine*, Paris 1934

Richter, *Archiv 113* = Richter, P.: *Über die spezielle Dermatologie des 'Alī ibn al-'Abbās aus dem 10. Jh.*: Archiv f. Dermatologie u. Syphilis 113 (1912), 849–864

Richter, *Archiv 118* = Richter, P.: *Über die allgemeine Dermatologie des 'Alī ibn al-'Abbās aus dem 10. Jh.*, Archiv f. Dermatologie u. Syphilis 118 (1913), 199–208

Richter, *Aussatz* = *Beiträge zur Geschichte des Aussatzes*: Archiv f. Geschichte der Medizin IV (1911), 323–352

Richter, *Pocken* = *Beiträge zur Geschichte der Pocken bei den Arabern*: Archiv f. Geschichte der Medizin V (1912), 311–331

Rihab, Mohamed: *Der arabische Arzt at-Tabarī, Übersetzungen einzelner Abschnitte aus seinen „Hippokratischen Behandlungen"*, in: Sudhoffs Archiv, Bd. 19 (1927), 123–168

Ritter, H. und Walzer, R.: *Arabische Übersetzungen griechischer Ärzte in Stambuler Bibliotheken*, in: Sitz.-Ber. d. Akad. d. Wiss. Berlin 1934, Phil.-hist. Kl., Bd. 26 (1934), 801–846

Ruska, Julius: *Das Steinbuch aus der Kosmographie des Al-Qazwini*, Kirchhain 1896 (= Beilage zu Jahresbericht 1895/96 der Prov. Oberrealschule Heidelberg)

Sanguinetti, B. R.: *Quelques chapitres de médicine et de thérapeutique arabe*: Journ. Asiat., Série 6, tome VII (1866), S. 289–328

Sauvaire, H.: *Matériaux pour l'histoire de la numismatique et de la Métrologie Musulmanes*: Journ. Asiatique VII série, Vol. 14 (1879), 455–533; Vol. 15 (1880), 228–277, 421–478; Vol. 18 (1881), 499–516; Vol. 19 (1882), 23–77, 97–163, 281–327; VIII série, Vol. 3 (1884), 268–445; Vol. 4 (1884), 207–232

Sbath, Paul: *Le formulaire des hospitaux d'Ibn al-Bayan*: Bull. de l'Institut d'Egypte 15 (1933)

Sbath, Paul: *Abrégé sur les aromes par Sahlan ibn Kaisan*, in: Bull. de l'Institut d'Egypte, tome 26 (1943–1944), S. 185–213, Kairo 1944

Schacht, J. und M. Meyerhof: *The Medico-Philosophical Controversy between Ibn Butlan of Bagdad and Ibn Ridwan of Cairo, A Contribution to the History of Greek Learning among the Arabs*, Cairo 1937

SCHIPPERGES, HEINRICH: *Die Assimilation der arabischen Medizin durch das lateinische Mittelalter.* Wiesbaden 1964 (= Sudhoffs Archiv, Beihefte, Heft 3)

SEIDEL, *Medizin* = SEIDEL, ERNST: *Die Medizin im Kitāb Mafātīḥ al-ʿulūm*: Sitz.-Ber. d. Physik.-medizin. Sozietät, 47. Bd. (1915), Erlangen 1916, S. 1–79

SEIDEL, ERNST: *Mechitar's des Meisterarztes aus Her „Trost bei Fiebern"*. Leipzig 1908

SÉRAPION: *Les noms arabes dans Sérapion ou „Liber de simplici medicina". Essai de restitution et d'identification des noms arabes de médicaments usités au moyen age*, ed. Pierre Guigues: Journ. Asiatique 10 série, tome V, (1905), S. 473–546; VI (1905), S. 49–112

SIDIQQI, MUHAMMAD ZUBAYR: *Studies in Arabic and Persian Medical Literature*, Calcutta 1959

SIDDIQI, AṬ-ṬABARĪ = ṬABARĪ, *Firdausu'l-Ḥikmat*

SIGGEL, *Wörterbuch* = SIGGEL, ALFRED: *Arabisch-deutsches Wörterbuch der Stoffe aus den drei Naturreichen.* Berlin 1950

SIGGEL, *Giftbuch* = SIGGEL, ALFRED: *Das Buch der Gifte des Ǧābir Ibn Ḥayyān*, Wiesbaden 1958

SIMON, MAX: *Sieben Bücher Anatomie des Galen*, 2 Bde., Leipzig 1906.

SOBHY, G. P.: *The Book of Al-Dakhira of Thabit ibn Qurra*, Cairo 1928

SPIES, OTTO: *Beiträge zur arabischen Zahnheilkunde.* Sudhoffs Archiv 46 (1962), S. 153–177

STEINGASS, F.: *A Comprehensive Persian-English Dictionary.* London 1892

STEINSCHNEIDER, MORITZ: *Abu's-Salt und seine Simplicia, ein Beitrag zur Heilmittellehre der Araber.* Virchows Archiv 94 (1883), S. 28–65

STEINSCHNEIDER, MORITZ: *Die Heilmittelnamen der Araber*: Wiener Zt. f. d. Kunde d. Morgenlandes XI (1897), 259–278, 313–330; XII (1898), 1–20, 81–101, 201–229, 319–334; XIII (1899), 75–94

STEINSCHNEIDER, MORITZ: *Die arabischen Übersetzungen aus dem Griechischen.* Neudruck Graz 1960

SUDHOFF, KARL: *Beiträge zur Geschichte der Chirurgie im Mittelalter*, Leipzig 1918

TABANELLI, MARIO: *Studi sulla chirurgia Bizantina*: *Paolo di Egina* (= Bibliotheca della Rivista di Storia delle Science Mediche e Naturali, Vol. XIII), Florenz 1961

AṬ-ṬABARĪ, ʿALĪ B. RABBAN: *Firdausu'l-Ḥikmat, or Paradise of Wisdom*, ed. Muhammad Zubayr Siddiqi, Berlin 1928

AṬ-ṬABARĪ: *al-Ṭabarī's Gynäkologie, Embryologie und Frauenhygiene aus dem Paradies der Weisheit über die Medizin*, übers. von Alfred Siggel (= Quellen u. Stud. z. Gesch. d. Naturwiss. u. Med. 8 (1941)

AṬ-ṬABARĪ: *Die propädeutischen Kapitel aus dem Paradies der Weisheit über die Medizin des ʿAli b. Sahl Rabban aṭ-Ṭabarī*, übers. u. erläutert von Alfred Siggel, Wiesbaden 1953 (= Ak. d. Wiss. u. d. Lit., Mainz, Abh. d. geistes- u. sozialwiss. Kl., Jahrg. 1953, Nr. 8

AṬ-ṬABARĪ: *Die indischen Bücher aus dem Paradies der Weisheit über die Medizin des ʿAlī ibn Sahl Rabban aṭ-Ṭabarī*, übers. u. erläutert von Alfred Siggel, Wiesbaden 1950 (= Ak. d. Wiss. u. d. Lit., Mainz, Abh. d. geistes- u. sozialwiss. Kl., Jahrg. 1950, Nr. 14)

THABIT B. QURRA = SOBHY

Tuhfat = H. P. J. RENAUD et G. S. COLIN

Ull. = Ullmann, Manfred: Die Medizin im Islam (= Handbuch der Orientalistik, 1. Abtl., Erg. Bd. VI), Leiden 1970

Vullers, *Lexicon* = Vullers. Johann August: *Lexicon Persico-Latinum etymologicum*, 2 Bde., Bonn 1855–1864

Wehr, Hans: *Arabisches Wörterbuch für die Schriftsprache der Gegenwart.* Dritte, unveränderte Aufl., Wiesbaden 1958

Wehr, Hans: *Supplement zum Arabischen Wörterbuch für die Schriftsprache der Gegenwart*, Wiesbaden 1959

Wiedemann, Eilhard: *Beiträge zur Geschichte der Naturwissenschaften* (= Sitz.-Ber. d. Physikal.-medizin. Sozietät in Erlangen) XL (1914), XLIX (1916), LI (1916), LIV (1916)

Wüstenfeld, Ferdinand: *Geschichte der arabischen Ärzte und Naturforscher*, Göttingen 1840

ZDMG = Zeitschrift der Deutschen Morgenländischen Gesellschaft

Arabische medizinische Literatur ist neuerdings zusammengestellt von:

Sami Hamarneh: *Bibliography on Medicine and Pharmacy in Medieval Islam*, Stuttgart 1964 (vgl. dazu M. Ullmann, in ZDMG 118 (1968), S. 177–179)

Otto Spies: *Beiträge zur medizinisch-pharmazeutischen Bibliographie des Islam*, in: Der Islam, Bd. 44 (1968), 138–173

Albert Dietrich: *Medicinalia Arabica, Studien über arabische medizinische Handschriften in türkischen und syrischen Bibliotheken*, Göttingen 1966

I. Ibn al-Quff und die medizinische Umwelt

1. Leben und Werk des Ibn al-Quff

Die Chirurgie stand in der Frühzeit des Islams in keinem besonderen Ansehen. Die Mediziner hatten eine mehr oder minder starke Abneigung gegen chirurgische Behandlung, die sie am liebsten den Knocheneinrenkern und Quacksalbern überließen. Das wird auch vielleicht mit dem religiösen Verbot der Operation am menschlichen Körper zusammenhängen. Anatomische Sektionen sind im Islam nicht ausgeführt worden, wie ja auch die Vivisektion an Tieren verboten war. So hatten die muslimischen Mediziner keine eigene, auf Beobachtung zurückgehende Anatomie geschaffen, vielmehr ging die für die Chirurgie notwendige Anatomie ganz auf Galen zurück. Ebenso lagen die Verhältnisse auf dem Gebiet der Chirurgie, die eine Kompilation von Auszügen aus griechischen medizinischen Werken ist. Trotzdem haben aber die arabischen Mediziner in ihren Büchern auch über Chirurgie gehandelt. Schon al-Rāzī (gest. 313/925) hat in seinem *Kitāb al-Manṣūrī* (Liber almansoris) das 7. Buch der Chirurgie gewidmet und dabei eigentlich Hippokrates, Paulus Aegineta, Oribasius und Aetius kompiliert. Im 9. Buch seines *Kāmil aṣ-ṣināʿa* hat ʿAlī b. al-ʿAbbās al-Maǧūsī (gest. 384/994) in 110 Kapiteln (Vol. II, 454–607) ausführlich die Chirurgie behandelt und im 10. Buch sich sogar mit chirurgischer Therapie befaßt. Bekanntlich enthält auch der Kanon des Ibn Sīnā (gest. 428/1037) eine ausführliche Darstellung über die Chirurgie (*ʿilm al-ǧirāḥa*, Vol. III, 146–217).

Am bekanntesten ist aber die Chirurgie des Abū l-Qāsim az-Zahrāwī (gest. 404/1013), die er im 30. Buch seiner medizinischen Enzyklopädie *al-Taṣrīf* dargestellt hat. Diese Chirurgie wurde das Standard-Werk für das mittelalterliche Europa, nachdem schon im 12. Jh. eine lateinische Übersetzung von Gerard von Cremona vorlag. Wie D. Campbell, *Arabian Medicine* Bd. I, S. 86–90 festgestellt hat, gibt es 89 Handschriften und Drucke dieses Werkes im europäischen Mittelalter: "The methods of Albucasis ... maintained a dominant position in medical Europe for five hundred years, i.e. long after it had passed its usefulness. He, however, helped to raise the status of surgery in Christian Europe."

Die erste Stelle aber unter den wenigen arabischen medizinischen Werken über Chirurgie nimmt das Handbuch der Chirurgie des Ibn al-Quff ein. „Das einzige größere Sonderhandbuch der Chirurgie in der medizinischen Literatur des Islams scheint *al-ʿUmda fī ṣināʿat al-ǧirāḥa* des Ibn al-Quff zu sein“[1].

Ibn al Quff wurde 630/1233 als Christ in Karak in Jordanien geboren und studierte Medizin bei Ibn Abī Uṣaibiʿa (GAL Suppl. I, 560), der damals Leibarzt des Emirs ʿIzzaddīn Aidamir in Ṣarḫad war, die Schriften des Hippokrates[2] und Galen und das Werk des Rāzī. Das Buch des Ḥunain *Masāʾil al-fuṣūl* konnte er auswendig. Dann begab er sich nach Damaskus, wo er am berühmten Nūrī-Krankenhaus seine Studien fortsetzte. Nach Beendigung seines Studiums war er zunächst Militärarzt in der Festung ʿAǧlūn und kehrte dann nach Damaskus zurück, wo er in der Zitadelle als Arzt tätig war. Im Alter von 55 Jahren starb er 685/1286 in Damaskus. Soviel mag über sein Leben genügen, da darüber schon einige Nachrichten und Darstellungen vorliegen[3].

Unter den Werken des Ibn al-Quff, die bei Brockelmann, GAL aufgeführt sind, nimmt das Handbuch wohl die bedeutendste Stelle ein. Schon verschiedentlich ist es Gegenstand von Untersuchungen gewesen:

1. S. Hamarneh, *Thirteenth Century Physician Interprets Connection between Arteries and Veins*, Sudhoffs Archiv f. Gesch. d. Medizin 46 (1962), S. 17–26;

2. S. Hamarneh, *The first recorded Appeal for Unification of Weights and Measures Standards in Arabic Medicine*, Physis V (1963), S. 230–248;

3. O. Spies, *Beiträge zur arabischen Zahnheilkunde*, Sudhoffs Archiv f. Gesch. d. Medizin 46 (1962), S. 153–177;

4. O. Spies und H. Müller-Bütow, *Drei urologische Kapitel aus der arabischen Medizin*, Sudhoffs Archiv f. Gesch. d. Medizin 48 (1964), S. 248–259;

5. O. Spies, *Zur Geschichte der Pocken in der arabischen Literatur*, Sudhoffs Archiv, Beiheft 7, *Medizingeschichte im Spektrum*, Wiesbaden 1966, S. 187–200;

[1] Vgl. Max Meyerhof in der „Enzyklopaedie des Islam“, 1. Aufl., Leiden und Leipzig 1938, Ergänzungsband, S. 54.

[2] Zu seinen *Aphorismen* schrieb Ibn al-Quff den Kommentar *al-Uṣūl fī šarḥ al-fuṣūl*, der mit französischer Übersetzung von Dr. Bichara Zalzal, Alexandria 1902, herausgegeben wurde.

[3] Zuletzt H. Gisela Kircher, *Die ‚Einfachen Heilmittel‘*, S. 21–23. Außer der bei Brockelmann, GAL I, ² 649 und Suppl. I, 899 und bei Gisela Kircher, S. 21 angegebenen Literatur sei noch verwiesen auf Yūnīnī, *Ḏail Mirʾāt az-zamān*, Haidarabad 1960, IV, 312–314; Kahhāla, *Muʿǧam al-muʾallifīn* XIII, 245 und Mehdi Nakosteen, *History of Islamic origins of Western Education*, Colorado 1964, S. 254, Nr. 56.

6. G. Kircher, *Die einfachen Heilmittel aus dem Handbuch der Chirurgie des Ibn al-Quff*, Phil. Diss. Bonn 1967.

Bevor wir uns dem eigentlichen Thema zuwenden, wollen wir den medizinischen Hintergrund und die Verhältnisse und Zustände in der Heilkunde des 7./12. Jahrhunderts darstellen, wobei hauptsächlich die arabischen Quellen in Übersetzung zu Worte kommen sollen. Dabei haben wir nachträglich nach Fertigstellung des Manuskripts vieles gestrichen, ausgelassen und verkürzt, weil Christoph Bürgel alle diese Fragen in größerem Zusammenhang ausführlich behandelt und dargestellt hat.

2. Die Krankenhäuser

Die Krankenhäuser[4] sind in den islamischen Ländern eine hochentwickelte Institution. In allen größeren Städten wie Bagdad, Kairo, Damaskus und Aleppo[5] waren sie eingerichtet und hatten ihre eigene Apotheke. Die Krankenhäuser dienten nicht nur zur Behandlung und Heilung der Kranken, sondern auch als Ausbildungsstätten für angehende Mediziner: hier hielten die Professoren und Ärzte ihre Vorlesungen, brachten die Studenten ans Krankenbett und hielten Prüfungen zur Erlangung der ärztlichen Diplome ab.

Wir wollen uns hier nur mit den Krankenhäusern in Damaskus in der Zeit des Ibn al-Quff befassen, da er ja hier lehrte. Die Ärzteschule von Damaskus ist mit ihren Vertretern glänzend von M. Meyerhof beschrieben worden, so daß ein Hinweis darauf genügt, vgl. *Ibn an-Nafīs*, S. 40–48.

Daḫwār (GAL I, 647, Suppl. I, 896) hatte einen großen Schülerkreis, aus dem die beiden bekannten Ärzte Ibn an-Nafīs und Ibn Abī Uṣaibiʿa hervorgegangen waren. Ein Schüler dieser beiden ist unser Ibn al-Quff, der auch bei Ibn al-Minfāḫ, dem Lehrer der Heilkunde in Damaskus, studiert hatte. Im Jahr 1225 hatte Daḫwār sein Haus als Medizinschule gestiftet. Nach seinem Tod am 15. Ṣafar 628 = 25. Dezember 1230 wurde dieses Haus am 15. Januar 1231 feierlich und mit großem Prunk eingeweiht[6].

[4] Über die Krankenhäuser im allgemeinen vgl. A. Issa Bey, *Histoire des bimaristans à l'epoque islamique*, London 1928; F. Wüstenfeld, *Macrisi's Beschreibung der Hospitäler in el-Cahira*, übers., Neudruck Leipzig 1931; EI² s.v. *bīmāristān* (Dunlop and Şehsuvaroğlu).

[5] Über ein Krankenhaus in Marokko berichtet Cyril Elgood, A Medical History of Persia, S. 176–177 ausführlich.

[6] IAU II, 244. Über diese Medizinschule vgl. jetzt Imad E. Ghanem, *Zur Bibliotheksgeschichte von Damaskus* 549–922/1154–1516, S. 145–149.

In Damaskus gab es zu jener Zeit[7] vier Krankenhäuser:

1. das alte, westlich der Moschee gelegene, das aus der Zeit al-Walīds (88–98/705–715) stammt, vgl. Ṭabarī II, 1196; Ibn al-ʿIbrī, *Muḫtaṣar*, ed. Salhani, Beirut 1890, S. 195; Maqrīzī II, 405; D. M. Dunlop s.v. Bīmāristān EI² I, 1223a,

2. das neue, von Nūraddīn gegründete[8], das südwestlich der Omayyadenmoschee lag, vgl. Meyerhof, *Ibn an-Nafīs*, S. 49; A. Khayr Allah, *Outline of Arabic Contributions*, S. 68–70 und Herzfeld, *Damascus* I, in: Ars Islamica IX (1942), S. 2–11; Ṣ. Munaǧǧid, *Bīmāristān Nūr ad-dīn*, Damaskus 1946; N. Elisséeff, *Nūr ad-Dīn*, Damaskus 1967, Bd. III, 838ff., Ghanem, Bibliotheksgeschichte, S. 143–145.

3. das von Emir Saifaddīn al-Qaimarī (gest. 654/1256) gestiftete, das in Ṣāliḥīya[9] lag. Nach Kurd ʿAlī, *Ḫiṭaṭ* VI, 163 war es eins der schönsten mittelalterlichen Kunstwerke von Damaskus.

4. Das Hospital von Duqāq b. Tutuš (gest. 497/1104, vgl. N. Elisséeff, *La Description de Damas*, S. 165 Anm. 1) wird von Ibn ʿAsākir genannt, vgl. Elisséeff, a.a.O. S. 267.

„Die Krankenhäuser in Damaskus", schreibt Ibn Ǧubair, der im Jahre 1184 Damaskus besuchte (*Riḥla*, 2. ed. Leiden 1907, S. 284), „gehören zu den großen Ruhmestaten des Islam. Dort gibt es zwei Krankenhäuser, ein altes und ein neues. Das neue[10] ist das besuchteste und größte von beiden. Das tägliche Einkommen beträgt ungefähr 15 Dinar. Es hat Aufseher, in deren Händen die Register sind, in die die Namen der Kranken und die Ausgaben, die für die Medikamente, Nahrungsmittel und dergleichen benötigt werden, eingeschrieben sind. Die Ärzte kommen jeden Morgen, untersuchen die Kranken und verordnen die Medikamente und Nahrungsmittel, die die Kranken heilen sollen, wie es für jeden Patienten passend ist.

Das andere Krankenhaus ist genauso organisiert, aber die Besucherzahl in dem neuen ist größer. Dieses alte Krankenhaus liegt westlich der ehrwürdigen Moschee. Auch für die gefangengehaltenen Irren besteht eine Art von Behandlung; sie werden in Fesseln gekettet.

[7] Im letzten Jahrhundert führt H. L. Fleischer (ZDMG 1854, S. 365 = Kl. Schriften III, 329 „Die medicinischen Schulen") drei medizinische Schulen auf.

[8] Die Stiftungstafel bei Gaston Wiet, *Repertoire Chronologique d'Epigraphie Arabe*, Kairo 1931, Bd. VIII, S. 268, Nr. 3164.

[9] Ein Stadtviertel, am Fuß des Berges Qāsiūn gelegen, vgl. Yāqūt, *Marāṣid* II, 144 der Edition T. G. Juynboll, Leiden 1850/64.

[10] Das ist das berühmte Krankenhaus von Nūraddīn, das im Jahre 1154 errichtet wurde, vgl. Sauvaget, *Mon. hist.*, S. 49, wo sich auch ein Plan befindet, und EI¹ I, 945b.

Wir nehmen unsere Zuflucht zu Gott vor diesem Leiden und Unglücksschlag."[11]

Die Krankenhäuser wurden meist durch die Kalifen, Emire, Fürsten oder hohe Staatsbeamte errichtet und durch *waqf* (fromme Stiftung) unterhalten, deren Einkommen sehr hoch war und zur Bezahlung sämtlicher Ausgaben, wie Nahrung, Medikamente, Gehälter der Ärzte und Krankenwärter ausreichte.

Die Krankenhäuser zeigten eine große Gleichförmigkeit und Übereinstimmung in Bau, Gestalt und Anordnung[12]. Jedes Krankenhaus hatte eine Abteilung für Männer und eine für Frauen. Diese Abteilungen bestanden aus Unterabteilungen mit Räumen für innere Medizin, Augenkrankheiten, Chirurgie und Geisteskranke[13].

Eine Beschreibung der ärztlichen Tätigkeit im Krankenhaus finden wir in der Biographie des Abū'l-Maǧd Muḥammad b. Abī'l-Ḥakam ʿUbaidallāh (vgl. JAU II, 155), der in der Regierungszeit von al-Malik al-ʿĀdil Nūraddīn Maḥmūd b. Zankī (541/1146 bis 569/1175) lebte. Sie ist so anschaulich, daß sie in wörtlicher Übersetzung nach JAU II, 155 folgen soll:

„Als al-Malik al-ʿĀdil Nūraddīn das große Krankenhaus errichtet hatte, übertrug er ihm die medizinische Leitung und wies ihm Verpflegung (*ǧāmakīya*)[14] und Besoldung (*ǧirāya*)[15] zu. Er ging häufig dorthin, um die Kranken zu behandeln.

Es berichtete mir Šamsaddīn Abū'l-Faḍl b. Abī'l-Faraǧ al-Kaḥḥāl, der unter dem Namen al-Miṭwāʿ[16] bekannt ist, daß er ihn im Krankenhaus gesehen habe und daß Abū'l-Maǧd b. al-Ḥakam dort von einem Kranken zum anderen ging (d.h. Krankenvisite gemacht habe), sich um ihr Befinden kümmerte und ihre Beschwerden anhörte, während die Assistenten (*mušārifūn*) und die Krankenpfleger[17] vor ihm standen. Alles, was er zur Behandlung und als Maßgabe für jeden Kranken verordnet habe, sei weder zurückgestellt noch verzögert ausgeführt worden. Wenn er damit fertig war und zum Schloß hinaufgestiegen war, und die Kranken unter den hohen Persönlichkeiten des Staates visitiert hatte, habe er sich in der großen Säulenhalle niedergesetzt, welche zum Krankenhaus gehört und die ganz mit Teppichen ausgelegt war, und habe die Lehrbücher herbeibringen

[11] Es folgt die Geschichte eines Irren, die in unserem Zusammenhang unbedeutend ist. Eine französische Übersetzung findet sich bei M. Gaudefroy-Demombynes, *Voyages*, Paris 1953–1956, S. 329.

[12] Vgl. Khairallah and Haddad, *A Study of Arab Hospitals in the Light of Present Day Standarization*, Bull. Amer. College of Surgeons, Sept. 1936.

[13] JAU I, 310. [14] Dozy I, 168b. [15] Wehr, S. 109a.

[16] Scheint ein bekannter Arzt gewesen zu sein, der nicht nachweisbar ist; er tritt aber als Berichterstatter bei JAU II, 145, 155, 190 auf.

[17] *quwwām al-ḫidma* wörtl. „die mit Bedienung der Kranken Beauftragten".

lassen. Nūraddīn hatte diesem Krankenhaus eine große Menge medizinischer Bücher als fromme Stiftung geschenkt, die in den Schränken mitten in der Säulenhalle aufbewahrt wurden. Eine Schar von Ärzten und Studenten der Medizin pflegten zu ihm zu kommen und sich vor ihn zu setzen. Dann fanden medizinische Erörterungen statt, wobei die Schüler aus den Büchern vorlasen. Drei Stunden lang war er mit ihnen zusammen beim Studium, bei Erörterungen und beim Nachschlagen in den Büchern. Danach ritt er nach Hause."

Zur Zeit des Malik al-Muʿaẓẓam waren im Krankenhaus drei sehr berühmte Ärzte beschäftigt. Wie ihre Tätigkeit vor sich ging und wie sich ihr Dienst im einzelnen vollzog, wird anschaulich in der Biographie des Chefarztes Muhaḏḏab ad-Dīn ad-Daḫwār geschildert (JAU II, 242–244):

„Als sich die Herrschaft des Malik al-Muʿaẓẓam in Damaskus gefestigt hatte, nahm er eine große Anzahl derer in Dienst, die schon im Dienste seines Vaters, des Malik al-ʿĀdil, gestanden hatten. Unter diesen traten folgende Ärzte in seinen Dienst: Der Arzt Rašīd ad-Dīn ibn aṣ-Ṣūrī[18] und mein Vater[19]. Was nun den Arzt Muhaḏḏab ad-Dīn[20] betrifft, so gewährte er ihm Verpflegung und Besoldung und bestimmte, daß er in Damaskus bleiben, das große Hospital, das der Malik al ʿĀdil Nūraddīn ibn Zangī gebaut hatte, oft besuche und die Kranken darin behandeln solle. Als der Scheich Muhaḏḏab ad-Dīn in Damaskus blieb, begann er über die Heilkunde zu unterrichten und um ihn sammelte sich eine große Anzahl von ärztlichen Persönlichkeiten und auch anderen, die bei ihm studierten. Auch ich blieb in Damaskus, seiner Vorlesungen wegen. Schon früher hatte ich unter ihm in dem Militärlager gearbeitet, als mein Vater und der Arzt Muhaḏḏab ad-Dīn im Dienste des großen Sultans gestanden hatten und auch nun verkehrte ich weiterhin bei ihm zusammen mit den anderen Leuten. Ich begann, die Bücher des Galen zu studieren; er war vertraut mit allem, was ihm aus den Werken des Galen und anderen Büchern vorgetragen wurde. Die Bücher des Galen gefielen ihm sehr. Wenn er in der Lehre des Galen etwas über die Krankheiten, deren Behandlung und die medizinischen Grundsätze hörte, sagte er: „Wahrlich, der ist ein Arzt!" Er war redegewandt, trefflich in der Wiedergabe der Gedanken und vorzüglich in der Forschung. Ich begleitete ihn auch in der Zeit der Krankenbehandlung im Hospital, so daß ich darin bei ihm ausgebildet wurde. Ich führte auch selbständig ärztliche Funktionen zur Behandlung der Kranken aus.

[18] Gest. 639/1241 vgl. JAU II, 216–219; jetzt Ull. S. 280.
[19] al-Qāsim b. Ḫalīfa b. Yūnus, vgl. JAU II, 246.
[20] D.i. ad-Daḫwār, vgl. GAL Suppl. I, 896 und M. Meyerhof, *Ibn an-Nafīs*, in: *Quellen und Stud. z. Gesch. d. Naturw. u. Med.*, Bd. IV (1935), S. 43.

Im Hospital waren damals mit ihm zur Krankenbehandlung auch der Arzt ʿImrān[21], der zu den hervorragenden und großen Ärzten in der Krankenbehandlung und der Verabreichung der verschiedenen Heilmittel gehörte. So hatte ich doppelten Nutzen, den ich aus dem Zusammensein mit ihnen zog, aus den Gesprächen, die sie beide über Krankheiten und deren Behandlung führten und aus dem, was sie den Kranken verschrieben. Muhaḏḏab ad-Dīn zeigte Geist in der Kenntnis der Heilkunst, Wunderdinge bei der Behandlung, Gründlichkeit in der Behandlungsweise und Wagemut beim Verschreiben von Arzneien, die in kürzester Zeit heilten, worin er seine Zeitgenossen übertraf, und aus ihrer Wirkung entstand etwas, das wie Zauberei erschien. Hierzu gehörte, daß ich ihn eines Tages sah, als man gerade einen an hohem Fieber (*ḥummā muḥriqa* „brennendes" = καῦσος) Erkrankten eingeliefert hatte, dessen Urinproben von äußerster Schärfe waren. Da berücksichtigte er, was jener gegessen hatte und befahl, daß man für ihn in einer Trinkschale Kampfersamen zerreibe, in der richtigen Menge, die er für sie im Rezeptbuch (*dastūr*) festgelegt hatte, daß er es trinke und außerdem nichts zu sich nehme. Als wir am folgenden Morgen kamen, stellten wir bei jenem Kranken fest, daß sich das Fieber bei ihm gesenkt hatte, und daß sich in den Urinproben keine Schärfe mehr fand. Ähnlich diesem Fall ist auch folgender: Im Saal der Irrsinnigen verschrieb er dem, der von der Mania genannten Krankheit, das ist *al-ǧunūn as-sabʿī* (wilde Raserei), befallen war, daß dem Gerstenwasser in der Zeit, in der man es ihm zu trinken gab, eine reichliche Menge Opium zugesetzt werde. Jener Mann wurde geheilt und jener Zustand, von dem er befallen war, schwand.

Eines Tages sah ich ihn (Muhaḏḏab) im Saal der Fieberkranken. Wir standen gerade bei einem Kranken und die Ärzte fühlten seinen Puls. Danach sagten sie: „Er ist schwach, man soll ihm Hühnerbrühe zur Kräftigung geben." Da betrachtete er ihn und sagte: „Was hat der Patient über seinen Zustand gesagt? Das Aussehen seiner Augen läßt Schwäche erkennen." Darauf fühlte er den Puls seiner rechten und linken Hand mit den Worten: „Fühlt den Puls seiner linken Hand!" Wir fanden, daß er kräftig war. Dann sagte er: „Seht euch den Puls seiner rechten Hand an! Wie er nahe des Handwurzelknochens ist, teilt sich die Schlagader in zwei Äste. Den einen kann man weiter fühlen, während der andere in den obersten Vorderarm hinaufgeht und sich bis in die Fingerspitzen erstreckt." Wir stellten fest, daß er recht hatte. Darauf sprach er: „Unter den Menschen ist derjenige selten, bei dem der Puls so ist. Dies ist vielen Ärzten unbekannt und sie glauben, der Puls ist schwach. Vielmehr fühlen sie jenen Ast, der eine Halbader ist und glauben so, der Puls sei schwach."

[21] Vgl. JAU II, 213–214.

Zu jener Zeit war ebenfalls der Scheich Raḍī ad-Dīn ar-Raḥbī[22] im Hospital. Er zählte zu unseren größten Ärzten und war der bedeutendste von ihnen an Ansehen und der berühmteste an Ruf. Er saß auf einer Bank und schrieb jedem, der zum Hospital kam und ihn über Krankheiten konsultierte, Papiere aus, auf die sie sich verließen, und mit denen sie vom Krankenhaus Arzneitränke und Arzneien mitnahmen, die er ihnen verschrieben hatte[23]. Nachdem die Ärzte Muhaḏḏab ad-Dīn und ʿImrān die Behandlung der im Hospital liegenden Kranken beendet hatten, während ich mit ihnen war, setzte ich mich zu dem Scheich Raḍī ad-Dīn ar-Raḥbī und sah mir die Art, wie er die Nachweise über Krankheiten führte, an, kurz, was er für die Kranken verschrieben und für sie verordnet hatte. Ich diskutierte mit ihm über viele Krankheiten und deren Behandlung.

Im Hospital sind, seit es erbaut wurde, und in der folgenden Zeit nicht wieder solche Scheiche der Ärzte zusammengekommen, wie diese drei Scheiche, die sich dort damals versammelt hatten."

Wie eine ärztliche Untersuchung durchgeführt wurde und worauf der behandelnde Arzt zu achten hatte, ist anschaulich bei JAU II, 103 dargestellt:

„Du erkennst die krankhafte Erscheinung dadurch, daß du die Form der Organe, das Aussehen, die Leibesbeschaffenheit und Stellen der Berührung der Haut betrachtest und die Funktionen der inneren und äußeren Organe untersuchst, z. B. daß du den Patienten von weitem rufst, damit du dadurch den Zustand seines Hörvermögens feststellst, und daß du sein Sehvermögen durch das Blicken auf weitere und nähere Gegenstände feststellst, den Zustand seiner Zunge durch seine gute Rede (d. h. Artikulation) erkennst, seine Kraft durch das Tragen von schweren Gegenständen und durch das Halten und Fassen, durch Gang und ähnliche Vorgänge, z. B. daß du seinen Gang beim Kommen und Gehen beobachtest. Dann befiehlst du dem Patienten, daß er sich auf den Rücken legt und seine Hände ausstreckt, wobei er seine Füße hochhebt und sie in einer Linie (d. h. nebeneinander) anordnet. Dadurch erkennst du den Zustand seiner inneren Organe und erforschst den Zustand der Säfte seines Herzens durch Puls und die seelischen Eigenschaften, die Säfte der Leber durch den Urin und Zustand der Mischungen. Du erkennst seinen Verstand durch Fragen nach Dingen und sein Begreifen und seine Reaktion dadurch, daß

[22] Zu seiner Persönlichkeit vgl. F. Wüstenfeld, *Geschichte der arabischen Ärzte*, S. 127, Nr. 223; JAU II, 192–194; Ḏahabī, *ʿIbar* V, 167.

[23] Es gab berühmte Ärzte, die die Kranken umsonst behandelten. So wird von ʿAbdalqādir b. Muḥammad ad-Dimašqī (gest. 947) berichtet, daß er die Kranken zu Hause aufsuchte, sie behandelte und von ihnen kein Geld nahm, vielmehr zuweilen von sich die Medizin schenkte. vgl. Ġazzī, *al-Kawākib as-sāʾira* II, 172.

ihm befohlen wird, etwas zu tun, seine seelischen Eigenschaften, wozu er neigt, dadurch daß du alles, was ihn bewegt oder beruhigt, berücksichtigst. Auf diese Weise hast du vorzugehen bei der Untersuchung jedes Organs und der seelischen Eigenschaften. Was durch das Tasten festzustellen ist, begnüge dich nicht damit, bis du es durch Abfühlen festgestellt hast. Was durch Schlüsse festzustellen ist, die durch besondere Anzeichen erkannt werden, [ziehe sie]. Was sich durch Erfragen herausstellen läßt, das erforsche durch Fragen, bis du jede einzelne krankhafte Erscheinung festgestellt hast. So erkennst du, ob es sich um eine gegenwärtige oder vergangene oder erwartete Schädigung handelt oder ob der Zustand des Patienten gesund und fehlerlos ist."

Im Handbuch des Ibn al-Quff werden auch ärztliche Konsultationen empfohlen. So soll der Chirurg den Internisten und der Internist den Chirurgen heranziehen. Bei der Punktion der Wassersüchtigen soll der Chirurg den zuständigen Internisten (*ṭabā'i'ī*) über den Zustand der Leber und Milz zu Rate ziehen. „Wenn er erfährt, daß die Leber schmerzhaft ist, unternimmt er die Punktion an der linken Seite vom Nabel. Wenn er aber erfährt, daß die Milz schmerzt, unternimmt er sie an der rechten Seite" (I. Q. II, 205).

Auch Konsilien wurden abgehalten. Dafür bietet JAU II, 179 ein Beispiel: Muhaḏḏab ad-Dīn berichtete mir auch von ihm (d.h. Ibn Muṭrān) daß er mit ihm im großen Krankenhaus zusammen war, welches Nūr ad-Dīn ibn Zankī errichten ließ. Dort behandelte er gerade die Kranken, die sich dort aufhielten. Unter ihnen war ein Mann, der an Wassersucht (*istisqā' ziqqī*[24] = hydrops ascites) litt, die ihn gänzlich befallen hatte. Er beabsichtigte, ihn zu punktieren. Zur gleichen Zeit befand sich der Chirurg Ibn Ḥamdān im Krankenhaus, der eine glückliche Hand im Behandeln von Kranken hatte. So beschlossen sie, den an Wassersucht Leidenden zu punktieren. [Der Berichterstatter] erzählt weiter: Wir waren zugegen. Er punktierte die bestimmte Stelle, wie es Vorschrift ist, worauf eine gelbe Flüssigkeit floß. Ibn Muṭrān fühlte währenddessen den Puls des Kranken. Als er bemerkte, daß seine Kraft nicht dafür ausreichen würde, noch mehr abzuzapfen, befahl er, die Stelle zu verbinden, ferner, daß der Patient sich hinlege und keinesfalls den Verband ändere. Der Kranke empfand Erleichterung und große Beruhigung. Bei ihm war seine Frau, dieser trug Ibn Muṭrān auf, ihm nicht die

[24] Die arabische Medizin unterscheidet drei Arten von Wassersucht: *ziqqī*, wobei der Bauch anschwillt, der Nabel hervortritt und man beim Schütteln das Wasser hört; *laḥmī*, bei der in den Extremitäten ein weicher Tumor sitzt, die Hoden, das Gesicht und der ganze Leib aufgeschwemmt sind; *ṭablī*, wobei der Bauch anschwillt und man beim Daraufschlagen einen Trommelton hört.

Möglichkeit zu geben, den Verband zu lösen, noch ihn in irgendeiner Weise zu ändern, bis er ihn am nächsten Tag wieder untersuchen würde. Als wir uns entfernt hatten und es Nacht geworden war, sagte ihr Ehemann zu ihr: „Ich fühle mich wieder gesund! Nichts von der Krankheit ist mehr in mir. Die Ärzte beabsichtigen doch nur, mich möglichst lange hier zu behalten. So löse den Verband, damit die übrige Flüssigkeit austritt und ich meinen Geschäften nachgehen kann.“ Sie mißbilligte seine Worte und ließ sich nicht darauf ein. Er aber sprach sie wieder an und wiederholte ihr dies mehrere Male, weil er nicht wußte, daß man die Abzapfung des Restes der Flüssigkeit deshalb für einen anderen Zeitpunkt aufgehoben hatte, weil man auf die Erhaltung seiner Körperkraft Rücksicht nehmen und ihm Fürsorge angedeihen lassen mußte. Als sie ihm doch den Verband löste und die Flüssigkeit vollständig auslief, schwand seine Kraft und er starb.“

Die ärztlichen Verordnungen sollen so klar sein, daß der Patient sie versteht. Saʿīd b. Hibatullāh (gest. 560/1164), der Hof- und Chefarzt am ʿAḍudī-Hospital war, verordnete nach der Untersuchung dem Sohn einer Frau, ihm nur Nahrung von kalter und feuchter Wirkung zu geben. Ein anwesender Arzt übte an dieser Verordnung Kritik, indem er seinen Kollegen darauf hinwies, daß diese einfache Frau Nahrungsmittel, die kalte und feuchte Wirkungen haben, doch nicht kenne; daher solle er ihr genau angeben, welche Nahrung sie ihrem Sohn geben dürfe und welche nicht[25].

Da die Ärzte die Schamteile der Frau nicht untersuchen durften, soll nach IQ II, 216 eine geschickte und erfahrene Hebamme solche Untersuchungen und Operationen bei Verwachsungen der Geschlechtsteile vornehmen. Die Anweisungen dazu soll ein untadeliger, erfahrener Chirurg geben. Vgl. auch Anm. 115.

Die Ärzte sollen selten vorkommende Krankheiten in Krankenhäusern kennenlernen und hier studieren. Der Verlauf solcher Krankheiten soll schriftlich niedergelegt werden. Solche Krankenblätter wurden nach Issa Bey, *Histoire des Bimaristans*, S. 87, seit dem 12.Jh. üblich; aber schon Rāzī hat solche Krankheitsberichte in sein Werk *al-Ḥāwī* aufgenommen. Zuerst hat E. G. Browne einen interessanten Fall in seinem Buch *Arabian Medicine*, S. 51–53 Arabisch und Englisch veröffentlicht. Einige Krankheitsfälle sind bei Z. Siddiqi, *Studies*, S. 117–125 wiedergegeben. 33 Fälle dieser Art hat Meyerhof[26] mit dem arabischen Text bearbeitet.

[25] Vgl. JAU I, 254, 23–30 und Elgood, A Medical History, S. 164.
[26] *Thirty three clinical observations by Rhazes (circa 900 A.D.)*, in: Isis 23 (1935), S. 321–356.

3. Ärztliche Praxis und Spezialfächer

Für ‚Arzt‘ gibt es im Arabischen hauptsächlich zwei Wörter: *ḥakīm* (von der Wurzel *ḥkm* „weise, kundig sein“, daher auch „Philosoph“) oder *ṭabīb* (von der besonders äthiopisch verbreiteten Wurzel *ṭbb* „weise sein“)[27]. In der literarischen Sprache bezeichnet *ṭabīb* den ‚Mediziner‘, während *ḥakīm* in der Volkssprache mehr der „Arzt“ ist. Unter *ḥakīm* werden heute die Ärzte, die nach der alten griechisch-arabischen Heilkunst behandeln, verstanden. Daher bezeichnet man die modernen, nach europäischer Wissenschaft ausgebildeten Mediziner für ihr Fachgebiet mit *ṭabīb*: *ṭabīb al-ʿuyūn* ‚Augenarzt‘, *ṭabīb al-asnān* „Zahnarzt“, *ṭabīb al-amrāḍ al-ǧildīya* „Dermatologe“, *ṭabīb al-āḏān* „Ohrenarzt“ usw. Die in der klassischen Sprache gebräuchlichen Bezeichnungen sind: *ǧarrāḥ* „Chirurg“, *kaḥḥāl* „Augenarzt“, *muǧabbir* „Knocheneinrenker, Orthopäd“. Der *ṭabīb* muß neben Medizin auch Philosophie, Logik, Mathematik und andere Naturwissenschaften studiert haben. Hat er das nicht, so ist er *mutaṭabbib*, das ist „einer, der sich als Arzt betätigt“. Dieses Wort hat die Bedeutung von Quacksalber angenommen[28].

Bei Ibn al-Quff wird ein sonst wenig gebräuchliches und daher in den arabischen Wörterbüchern nicht belegtes Wort verwendet, nämlich *ṭabāʾiʿī*. Diesem Ausdruck stellt er *ǧarāʾiḥī* „Chirurg“[29] gegenüber. Als Beispiele nennen wir: „das steht dem *Ṭabāʾiʿī* zu“ (*ḏālika ʿāʾid ilā ṭ-ṭabāʾiʿī* I, 173); „was ... betrifft, so kommt es dem *Ṭabāʾiʿī*, aber nicht dem Chirurgen zu“ (*ammā ... fa-ilā ṭ-ṭabāʾiʿī dūna l-ǧarāʾiḥī* I, 190); *laisa lil-ǧarāʾiḥī kalām fī ʿilāǧ hāḏā l-maraḍ* (II, 48) „dem Chirurgen steht keine Äußerung über diese Krankheit zu“. „Die Erklärung davon ist Aufgabe des *Ṭabāʾiʿī*“ (*bayān hāḏā ilā ṭ-ṭabāʾiʿī* I, 194); „die gesundheitliche Regelung davon steht dem *Ṭabāʾiʿī* zu“ (*tabdīruhū ʿāʾid ilā ṭ-ṭabāʾiʿī* I, 199) usw.[30]. Sprachliche Bildung und Ableitung des Wortes sind klar. Wie *ǧarāʾiḥī* vom pl. *ǧarāʾiḥ* „Wunden“ gebildet ist, so wird vom pl. *ṭabāʾiʿ* (sing. *ṭabīʿa* „Natur“)[31] *ṭabāʾiʿī* abgeleitet. Der Plural *ṭabāʾiʿ* bezeichnet die

[27] Vgl. EI¹ s.v. *Ḥakīm* (E. Mittwoch); ferner allgemein E. Seidel, *Über die Benennung der arabischen Ärzte in der Geschichte der Medizin*, in: Mitt. Gesch. Med. u. Naturw. 8 (1909), 115–126.

[28] Vgl. Schacht-Meyerhof, *The Medico-Philosophical Controversy*, S. 77 und 112–113.

[29] Die Chirurgen erfreuten sich im Orient keines großen Ansehens, anders M. Meyerhof, *Morchid*, S. 68.

[30] Z.B. I, 5; 93; 164, II, 171.

[31] Von ṭabīʿa, worunter die φύσις und die vier Naturelemente des Empedokles: Feuer, Luft, Wasser und Erde verstanden werden, abgeleitet ist ṭabīʿī pl. ṭabīʿīyūn = „Physiker, Naturwissenschaftler“, im Gegensatz zu ilāhīyūn = θεολόγοι, wie al-Ġazālī in seinem Werk *al-Munqiḏ min aḍ-ḍalāl* deutlich macht.

„Mischungen", bzw. „Temperamente" (ebenso *aḫlāṭ* und *amziǧa*) d.h. die vier Grundsäfte (humores) Galens, also Schleim, Blut, gelbe Galle, schwarze Galle. Es handelt sich also um den Arzt, der sich damit beschäftigt. Da bei uns „Humoral-Arzt" nicht gebräuchlich ist, übersetzten wir der Einfachheit halber „Physiologe" oder besser „Internist"[32]. Im Englischen tritt der Unterschied vom physician zum surgeon deutlich hervor.

Über die Praxis der Ärzte unterrichten uns die arabischen Bücher über die *ḥisba*[33]. Die *ḥisba*[34] ist das Amt der Überwachung der Befolgung der Vorschriften des islamischen Gesetzes (*šar'*) und der Aufsicht der Märkte, Basare und des Handelsverkehrs. Der Inhaber dieses Amtes ist der *Muḥtasib*[35], also der Chef der Markt- und Sittenpolizei, der meist ein Jurist war. In seinen Bereich fällt auch die Überprüfung und Aufsicht über alle Berufe, folglich auch über die Ärzte. In dieser Hinsicht ist das Buch *Nihāyat ar-rutba fī ṭalab al-ḥisba* des 'Abd ar-Raḥmān b. Naṣr aš-Šaizarī (gest. 589/1193)[36] deshalb besonders interessant und instruktiv, weil der Verfasser selbst Arzt in Aleppo gewesen ist. Daher behandelt er die medizinischen Berufe besonders ausführlich und kompetent. Wir lernen daraus, welche Kenntnisse ein Arzt haben mußte, d.h. welche Bücher er studiert haben mußte, und wie er sich eine gewisse Praxis bei einem berühmten Arzt erwerben mußte. Freilich bildete das theoretische Studium den Hauptinhalt. Nichts gibt einen besseren Eindruck als die Darstellung des Verfassers selbst, den wir in Übersetzung zu Wort kommen lassen:

„La médecin est celui qui connaît la structure du corps, le tempérament des organes, les maladies qui y naissent, leur causes, accidents et symptômes, les remèdes efficaces contre ces maladies, et la substitution des remèdes qui manquent, la considération de leur composition et la médication tenant l'équilibre entre les maladies et les remèdes, en jugeant leurs quantités et l'accord entre leurs qualités. Celui qui ne possède pas cette connaissance ne doit pas obtenir la permission de traiter les malades ni de procéder à un traitement dangereux ni

[32] Vgl. auch Ch. Bürgel, *Die Bildung des Arztes*, S. 356.
[33] Ein Verzeichnis der einschlägigen Werke ist von Reuben Levy, *The Ma'ālim al-Qurba of Muḥammad b. Muḥammad al-Qurashī known as Ibn al-Ukhuwwa*, London 1938, S. XV–XVI und M. Meyerhof, *La Surveillance des Professions Médicales et Para-Médicales chez les Arabes*, in: Bulletin de l'Institut d'Egypte, Tome 26, 1943–1944, S. 120–121 gegeben. Die arabischen Texte sind bei Dr. Nicola Ziadeh, *al-Ḥisba wal-Muḥtasib fil-Islām*, Beirut 1962, veröffentlicht.
[34] Vgl. Enzykl. d. Islam II¹, 337.
[35] Vgl. Enzykl. d. Islam III¹, 758.
[36] Vgl. Brockelmann, GAL, Suppl. I, 832.

de s'aventurer dans des choses au sujet desquelles son savoir n'a pas été apprécié selon tout ce que nous avons mentionné[37].

Il incombe à l'inspecteur de faire prêter le serment d'Hippocrate[38] (*'ahd Buqrāṭ*) à tous les médecins et de les faire jurer de ne pas prescrire à quelqu'un un remède nuisible, de ne pas lui composer un poison, de ne pas donner la prescription d'un poison à quelqu'un du public, de ne pas prescrire aux femmes un médicament causant l'avortement ni aux hommes un médicament causant la stérilité. Ils doivent détourner leurs regards des femmes du harem quand ils entrent dans la maision du malade, ne pas divulguer les secrets et ne pas déchirer un voile[39].

Quant aux rebouteux (*muǧabbirūn* = orthopédistes) aucun d'eux ne doit exercer sa profession sans qu'on ait constaté préalablement sa connaissance du sixième livre du traité de Paul[40] sur la réduction des fractures; et il doit connaître le nombre des os humains — qui sont au nombre de deux cent quarante-huit — et la forme et la grandeur de chacun d'eux, afin qu'il soit capable de le réduire, au cas d'une fracture ou luxation, à sa forme antérieure. L'inspecteur doit les examiner sur tout cela[41].

Quant aux chirurgiens (*ǧarā'iḥīyūn*)[42] il leur faut la connaissance du livre de Galien qui est connu comme *Qāṭāǧānīs*[43] sur les plaies et les emplâtres[44]; ils doivent connaître aussi l'anatomie, les organes du corps humain et leur contenu de muscles, veines, artères et nerfs, pour les éviter au cas d'incision d'abcès ou d'excision d'hémorroides. Il doit avoir avec lui une collection (garniture) de lancettes à pointes arrondies et à pointes obliques, des lances, la hache pour le front, la scie pour l'amputation, le perforateur pour l'oreille, la lancette feuille-de-rose pour les athéromes (*sal'*), une boîte d'emplâtres et le remède

[37] Vgl. Max Meyerhof, a.a.O. S. 128. Fast genau derselbe Text findet sich bei Ibn al-Ukhuwwa, *Ma'ālim al-Qurba*, ed. R. Levy, in englischer Übersetzung, S. 57.

[38] Der arabische Eid in deutscher Übersetzung bei Franz Rosenthal, *Das Fortleben der Antike im Islam*, Zürich 1965, S. 250ff.

[39] Vgl. M. Meyerhof, a.a.O. S. 129 und Ibn al-Ukhuwwa, a.a.O. S. 58.

[40] „C'est l'*Hypomnéma*, encyclopédie médicale composée par Paul d'Égine, médecin grec alexandrin célèbre du VIIe siècle chrétien; il consiste de sept livres qui furent traduits en arabe par Ḥunayn ibn Isḥāq. Une édition du sixième livre avec traduction en français a été faite par René Briau (*La chirurgie de Paul d'Égine*, Paris 1885)."

[41] Vgl. M. Meyerhof, a.a.O. S. 131 und Ibn al-Ukhuwwa, S. 59.

[42] Arabischer Text bei N. Ziadeh, S. 102.

[43] „C'est le *Kata genê* (De compositione medicamentorum secundum genera) de Galien, traité de pharmacopée qui contient les médicaments employés en chirurgie", vgl. M. Meyerhof, *La surveillance des professions medicales et paramedicales chez les arabes* in: Bulletin de l'Institut d'Egypte, tome 26 (1943/44), S. 131.

[44] Zusatz bei N. Ziadeh „und ebenfalls das Buch von Zahrāwī über die Chirurgie".

d'oliban qui arrête les hémorragies et dont nous avons donné la description plus haut. Il en est qui dupent le public à l'aide de morceaux d'os qu'ils ont avec eux et qu'ils cachent dans la plaie et l'extraient ensuite en présence des gens en prétendant que c'est l'effet de leurs médicaments pénétrants qui les a fait sortir. D'autres appliquent des compresses de chaux vive lavée dans de l'huile et colorée ensuite en rouge avec l'orce, en vert avec du curcuma et de l'indigo, ou en noir avec du charbon végétal pilé. Celui connaît tout cela doit faire attention. Allāh est omniscient."

4. Prüfungen und Diplome

Der Arzt sollte zur Ausübung seines Berufes eine Prüfung ablegen, um seine medizinischen Kenntnisse zu zeigen. Schon im 9. Jh. handelt Isḥāq b. ʿAlī ar-Ruhāwī in seinem Werk *Adab aṭ-ṭabīb*, „Die Bildung des Arztes", im 16. Kapitel über die Notwendigkeit einer solchen Prüfung, nachdem bereits die griechischen Ärzte[45] darüber Abhandlungen geschrieben hatten. Den Inhalt[46] dieses Kapitels hat Ch. Bürgel in seinem Aufsatz „*Die Bildung des Arztes*", S. 356–357 wiedergegeben. Derselbe Arzt fordert eine Zulassungsprüfung in der verlorenen Schrift *Kaifa yanbaġī yumtaḥan aṭ-ṭabīb*[47]. Aus Anlaß einer Fehlbehandlung hat der Kalif al-Muqtadir (908–932) im Jahre 319/931 solche Prüfungen eingeführt.

In den *ʿUyūn al-anbāʾ fī ṭabaqāt al-aṭibbāʾ* („Über die Klassen der Ärzte") von Ibn Abī Uṣaibiʿa lesen wir in Bd. I, 222 in der Lebensbeschreibung von Abū Saʿīd Sinān b. Ṯābit b. Qurra (gest. 943), dem Sohn des großen Gelehrten Ṯābit b. Qurra, folgendes: Ṯābit b. Sinān (gest. 975, der Sohn des Abū Saʿīd) berichtet: Im Jahre 319 d. H. (931/932) hörte al-Muqtadir, daß einem Arzt bei der Behandlung eines einfachen Mannes ein Fehler unterlaufen und daß dieser gestorben sei. Er befahl Ibrāhīm b. Muḥammad b. Baṭḥā, den übrigen Ärzten die Behandlung zu verbieten, falls sie nicht mein Vater Sinān b. Qurra [vorher] geprüft und ihnen eigenhändig einen Schein ausgestellt hätte, durch den er ihnen die Ausübung der Kunst freigab. Sie kamen zu meinem Vater, er prüfte sie und gab einem jeden von ihnen

[45] Weitere Schriften über dieses Thema hat Steinschneider, *Die griechischen Ärzte in arabischer Übersetzung*, Nr. 62, zusammengestellt.

[46] Eine Übersetzung bei M. Levey, *Medical Ethics of Medieval Islam*, S. 80–85.

[47] Ch. Bürgel, *Die Bildung des Arztes*, S. 341 und ders., *Adab und iʿtidāl in ar-Ruhāwīs Adab aṭ-Ṭabīb*, ZDMG 117 (1967), S. 91.

frei die Erlaubnis für das Gebiet, worin er Fertigkeit besaß. Ihre Zahl erreichte auf beiden Seiten des Tigris[48] mehr als 860, abgesehen von den Ärzten, die durch ihre hervorragende Tätigkeit in der Medizin so berühmt waren, daß sie keiner Prüfung bedurften, und denen, die im Dienste des Kalifen standen."

Jedoch scheinen diese Prüfungen nicht immer mit der nötigen Strenge und dem erforderlichen Ernst durchgeführt worden zu sein. Ibn al-Qifṭī (S. 191), der auch diese Nachricht über Prüfungen enthält, führt noch den Fall an, daß Sinān b. Ṯābit einen Mann prüfte, der von Medizin keine Ahnung hatte. Dieser sagte: „Ich kann weder schreiben noch lesen, gelesen habe ich überhaupt nichts, aber ich habe eine Familie und mein Lebensunterhalt ist gefährdet[49]. Daher bitte ich dich, mir meinen Lebensunterhalt nicht zu entziehen." Sinān gab ihm lachend die Erlaubnis zur Behandlung unter der Bedingung, „daß du keinen Kranken behandelst[50] mit Dingen, die du nicht kennst, außer bei naheliegenden (d.h. leicht erkennbaren) Krankheiten, und nicht Aderlaß und nicht purgierende Mittel verschreibst"[51].

Der bekannte Leibarzt des Kalifen al-Ḥākim, Ibn Riḍwān (gest. 460/1068)[52] hat ein bisher unveröffentlichtes Werk, *al-Kitāb an-nāfiʿ fī taʿlīm aṭ-ṭibb*, „*Das nützliche Buch über den Unterricht in der Medizin*", geschrieben, das uns als Fragment erhalten ist. Darüber haben Schacht und Meyerhof in *The Medico-Philosophical Controversy*, S. 20–29 berichtet und eine Inhaltsangabe geboten. Ibn Riḍwān beklagt sich über die kenntnislosen und schlechten Ärzte seiner Zeit, macht Vorschläge zur Verbesserung des medizinischen Studiums, bespricht die Art und Weise des Unterrichts, besonders des Hippokrates und Galen, und kommt im 7. Kapitel zu sprechen "*On the useful method of studying the medical art*". Neben dem unerläßlichen theoretischen Studium der Bücher des Hippokrates und Galen muß die Praxis stehen. So fordert er: "At the same time there must be practical instruction in the different branches of medicine, orthopaedics, surgery and ophthalmology. Pharmacy and nutrition are not to be neglected. The author insists on inspection and personal practise . . . and speaks of the high qualities asked of the teacher and which the pupil should cultivate in himself . . .".

Über die Ausbildung der Ärzte hatte man sich schon immer Gedanken gemacht. Neben der von Ch. Bürgel bearbeiteten Schrift

[48] Bagdad liegt auf beiden Seiten des Tigris, und zwar auf der westlichen der bei weitem größere Teil.

[49] Wörtl. „ein sich drehendes Haus" d.h. mein Lebensunterhalt steht auf schwachen Füßen, ist in Frage gestellt.

[50] Wörtl. (*haǧama ʿalā*) „dich an keinen Kranken heranmachst".

[51] *tušīr* „du anbefiehlst, anrätst".

[52] Vgl. GAL I, [2] 637; Suppl. I, 886; jetzt Ull. S. 158–159.

des aus Edessa stammenden Arztes Isḥāq b. ʿAlī ar-Ruhāwī gibt es noch ein zweites Adab-Werk des Ṣāʿid b. al-Ḥasan mit dem Titel *Kitāb at-tašwīq aṭ-ṭibbī*, das im Jahre 464/1072 verfaßt wurde und jetzt in Text[53], Übersetzung und Bearbeitung[54] vorliegt. Das 9. Kapitel ist der Prüfung des Arztes gewidmet. Auch Ibn Ṣāʿdi bekennt sich zum ärztlichen Bildungsideal der Antike und sieht den Arzt nach dem Vorbild des Hippokrates als Periodeuten. Daher fordert er zur Weiterbildung die Lektüre der Schriften der griechischen Ärzte. Den Fortschritt der Heilkunde sucht er in der Verbindung von Theorie und Erfahrung.

Aber solche Prüfungen scheinen nicht lange bestanden zu haben, oder nicht streng durchgeführt worden zu sein. Im Anfang des 11. Jh.s wird von Ibn al-Ḫammār in seiner Abhandlung „*Über die Prüfung der Ärzte*" überliefert: "Medicine in Bagdad has come down to such a level that someone who was the guide of a blind man for two months opened an office and announced that he gave medical treatment"[55].

Prüfungsfragen, die ohne Zweifel einem medizinischen Kompendium entnommen sind, werden in der „*Geschichte von der Sklavin Tawaddud*" in 1001 Nacht[56] gestellt. So ist z. B. die Quintessenz der ganzen Anatomie, die auf Aristoteles und Galen zurückgeht, bei E. Littmann, *1001 Nacht* III, 662–664 nachzulesen. Auch die *Krankheiten* werden von Tawaddud in Form von Examensantworten beschrieben; ein Beispiel (III, 666): „Sage mir nun, welches sind die Symptome der gelben Galle und was ist von ihr zu befürchten?" — Ihre Symptome sind: blasse Farbe, bitterer Geschmack im Munde, trockene Zunge, Mangel an Appetit und schneller Pulsschlag. Und der Kranke hat folgendes zu befürchten: hitziges Fieber, Delirium, Karbunkel, Gelbsucht, Geschwülste, Eiterungen in den Eingeweiden und übermäßigen Durst."

Ähnliche Fragen beziehen sich auch auf die schwarze Galle: „Sage mir nun, welches die Symptome der schwarzen Galle sind, und was der Kranke von ihr zu befürchten hat, wenn sie in seinem Leibe überhand nimmt." Tawaddud antwortete: „Die von ihr aus-

[53] O. Spies, *Das Buch At-Tašwīq aṭ-ṭibbī, ein arabisches Adab-Werk über die Bildung des Arztes*, hrsg. und bearbeitet, Bonn 1968 (= Bonner Orientalistische Studien, Bd. 16).

[54] Ekram Schah Taschkandi, *Übersetzung des Buches at-Tašwīq aṭ-ṭibbī*, (= Bonner Orientalistische Studien, Bd. 17), Bonn 1969 (auch als Phil. Diss.).

[55] Elgood, *A Medical History of Persia*, S. 162.

[56] Über die Medizin in *1001* Nacht gibt es bereits einige Arbeiten: F. Hübotter, *Von medizinisch Interessantem im Koran und in 1001 Nacht*, in: Forschungen und Fortschritte 5 (1929), S. 176; M. Delort, *La foie dans les mille et une nuits*, Aesculape 1927, S. 56–59; H. Kirchmair, *Die kluge Sklavin Tawaddud, Anatomie und Medizin in* 1001 *Nacht*, in: Med. Klin. 52 (1957), 470–472; Hiltrud Heckh, *Medizinisches aus Tausendundeiner Nacht*, Med. Diss. Heidelberg 1967.

gehenden Symptome sind: falscher Appetit, große Unruhe, Sorge und Kummer; sie muß alsbald ausgeschieden werden, sonst erzeugt sie Melancholie, Aussatz, Krebs, Schmerzen in der Milz und Eiterungen in den Eingeweiden."

Die Fragen über die *Diagnostik* hören sich wie eine direkte medizinische Prüfung an. „Sage mir ferner, welches sind die äußeren Merkmale und Symptome, durch die man die Krankheit erkennen kann, sei es, daß sie in den äußeren oder inneren Körperteilen ihren Sitz hat?"

Tawaddud antwortet: „Nun wohl, wenn der Arzt ein Mann von Verstand ist, so untersucht er den Zustand des Leibes und gewinnt seine Merkmale dadurch, daß er die Hände betastet, je nachdem sie straff, heiß, trocken, kalt oder feucht sind. Durch sinnliche Wahrnehmung kann man auch Merkmale innerer Krankheiten gewinnen: so deutet zum Beispiel die gelbe Farbe des Weißen in den Augen auf Gelbsucht, und ein gekrümmter Rücken weist auf Lungenkrankheit hin."

„Gut! Welches sind aber die inneren Symptome?" — „Die Erkenntnis der Krankheiten durch innere Symptome wird durch sechs Grundregeln gewonnen: erstens durch Beobachtung der Handlungen (so Littmann, besser „erstens aus den Funktionen"); zweitens der Leibesentleerung; drittens der Art der Schmerzen; viertens des Sitzes der Schmerzen; fünftens der Geschwülste; und sechstens der Ausdünstungen." (E. Littmann, *1001 Nacht* III, 664f.)

Mit der Entwicklung der Krankenhäuser als Ausbildungsstätte für Mediziner scheinen die Prüfungen in den Krankenhäusern abgehalten worden zu sein. Auch zu Ibn al-Quffs Zeiten gab es dieselben Probleme. Der medizinische Unterricht bestand in dem Studium der griechischen Philosophie und Medizin[57]. Ein guter Arzt mußte Philosoph und ein guter Philosoph Arzt sein[58]. Hippokrates und Galen waren die großen Lehrmeister, deren Lehren unfehlbar waren. Erst allmählich stellten die arabischen Mediziner eigene Beobachtungen an.

In Damaskus war der Chefarzt des Nūrī-Krankenhauses Ibn al-Muṭrān. Ihm hatte Sultan Ṣalāḥaddīn „die Aufsicht über die Ärzte aller ägyptischen Distrikte und Syriens übertragen"[59]. Er war „ermächtigt, die Beschäftigung der Augenärzte[60] zu beaufsichtigen, sie zu beobachten und denjenigen, die zur Behandlung von Augenkrank-

[57] Vgl. Rudi Paret, *Der Islam und das griechische Bildungsgut*, Tübungen 1950.

[58] Peter Bachmann, *Galens Abhandlung darüber, daß der vorzügliche Arzt Philosoph sein muß*, Göttingen 1966.

[59] JAU II, 242.

[60] Über die Prüfungen der Augenärzte gab es auch Schriften, vgl. Julius Hirschberg, *Die arabischen Lehrbücher der Augenheilkunde*, S. 13; Lucien Leclerc II, 221 und GAL Suppl. I, 416.

heiten fähig waren und mit denen er zufrieden war, ein Diplom auszustellen über das, was sie davon verstanden. So machte er das."[61] Ein solches Diplom, das Issa, *Histoire des bimaristans à l'époque islamique*, S. 20 wiedergibt, hatte folgenden Wortlaut:

"We have taken cognizance of the interesting thesis offered ... and after asking for God's guidance, will authorize him to exercise what he has perfected from the art of surgery, in order to be successful and fortunate in his work ... He can therefore treat wounds until they heal, venesect veins, cut arteries, extract teeth, suture wounds and circumcise babies ... Further, he should consult his superiors in the profession as well as his capable and experienced teachers."

Seit dem 11. Jahrhundert finden wir den Prüfungszwang auch in Spanien, wie Schipperges, *Der ärztliche Stand im arabischen und lateinischen Mittelalter*, S. 110, gezeigt hat. Mit großer Wahrscheinlichkeit ist anzunehmen, daß die Zulassungsprüfungen im Islam ähnliche Maßnahmen im christlichen Abendland ausgelöst haben.

In diesem Zusammenhang ist eine andere Nachricht sehr interessant. Für die berühmte Heil- und Lehranstalt in Salerno hat Kaiser Friedrich II. die Constitutiones Siculae erlassen, die das Medizinal- und Apothekerwesen in Sizilien regeln[62]. Neben einem fünfjährigen Studium mit Abschlußprüfung vor einem Ärztekollegium mußten die Absolventen noch eine Art Medizinalpraktikum machen: „nec tamen post completum quinquennium practicabit, nisi per annum integrum cum consilio experti medici practicaverit".

5. Das Werk des Ibn al-Quff

Das vorliegende Werk ist ein vollständiges Handbuch für den Chirurgen, eine Art Kompendium für den Praktiker. Wie die meisten arabischen Werke ist auch dieses eine Art Kompilation, denn im allgemeinen steht der Verfasser auf dem Boden der traditionellen Medizin. Natürlich ist er für die Teile, die sich mit Anatomie, Physiologie, Pathologie und Therapie befassen, von der griechischen Medizin beeinflußt oder sogar abhängig. Überall zeigt sich der Geist Galens. Auch Ibn al-Quff ist, wie seine arabischen Vorgänger, ein Geisteskind Galens. Mit diesem theoretischen Wissen verbindet er aber eine reiche

[61] JAU II, 242.
[62] Vgl. W.-H. Hein und K. Sappert, *Die Medizinalordnung Friedrichs II. Eine phamaziehistorische Studie*, Eutin 1957.

Erfahrung in der klinischen Praxis und Operation und zeigt eine scharfe Beobachtungsgabe.

Prognostik ist wesentlicher als Diagnostik. In der Therapie soll in das Zustandsbild mit Blutentziehung eingegriffen werden. Mit diätetischen, besonders purgierenden Mitteln soll behandelt werden. Die Grundlage bildet die Humoralpathologie. Gesundheit und Krankheit des Menschen stehen im engsten Zusammenhang mit den Körpersäften. Diese Vorstellung beherrscht die ganze arabische Medizin. Solange die Mischung eines Organs gestört ist, ist es nicht möglich, ein krankes Organ zu heilen. Erst wenn die Mischung des Organs oder Körpers wieder ausgeglichen ist, sind Krankheiten, Geschwüre und Wunden heilbar. Daher hat der Arzt zunächst seine Aufmerksamkeit auf die Mischung zu richten. Vgl. jetzt Ull., S. 97ff.

Im 1. Band, dem theoretischen Teil, behandelt Ibn al-Quff die Anatomie, Physiologie und Pathologie, der sich die Pharmazie anschließt. Der 2. Teil bringt die Chirurgie[63]. Die Chirurgie spielt bei anderen Medizinern — abgesehen von Zahrāwī, der auch einen Einfluß auf das europäische Mittelalter ausgeübt hat (vgl. M. Meyerhof, EI Suppl. S. 55) — eine untergeordnete Rolle und war fast bedeutungslos. Die Hauptsache ist eben die Behandlung und besonders die Heilmittellehre, die zum großen Teil auf volkstümlichen Mitteln beruht und auf die antike Medizin (Hippokrates, Galen) zurückgeht. Aderlaß, Abführkuren und Schröpfkopf beherrschen die Anschauungen der Ärzte. So schreibt Muḥammad b. ʿAlī Naǧībaddīn as-Samarqandī[64], der nicht vollständig auf der Humorallehre fußt, sondern in gewisser Beziehung zu dem Corpus des Hippokrates neigt:

"The physician should not treat everything of a minor character or small change occurring in the body with a drug. Rather, he should treat it by changing the method of management and by adjusting the necessary basic conditions. He must not stir up anything nor impair the body in its natural functions. It is more difficult to quiet the stirring than to stir the quiet. Whenever we can, we should treat by nutritive drugs, and, if compelled, by pure drugs not going beyond the simples as much as possible."[65]

[63] Während Ibn al-Quff die Anatomie der Augen behandelt hat (I, 95), läßt er in der Chirurgie die Augenoperationen aus, wahrscheinlich deshalb, weil dafür der Augenarzt (*Kaḥḥāl*) zuständig ist.

[64] Berühmter Arzt, der bei der Plünderung von Herat durch die Tartaren 619/1222 den Tod fand, vgl. GAL I², 646 und Suppl. I, 895.

[65] Vgl. Martin Levey and Noury Al-Khaledy, *The Medical Formulary of al-Samarqandī*, Philadelphia 1967, S. 54; vgl. dazu die Besprechungen von M. Ullmann, in *Bibliotheca Orientalis*, Jhg. XXV, Nr. 3–4, Mai-Juli 1968, S. 235–237 und von I. N. Mattock in *Bulletin, School of Oriental and African Studies* Vol. XXXII, 1969, S. 151–152.

Die Kunst des Heilens vollzieht sich in erster Linie mit heilenden Medikamenten und Drogen und dabei machten die arabischen Ärzte sorgfältige klinische Beobachtungen, die in Krankheitsblättern niedergelegt wurden, wie früher (S. 18) schon dargelegt wurde. Daher geben die arabischen Mediziner bei der Behandlung von Krankheiten immer eine große Anzahl von Rezepten an. Diese Rezepte wurden aus den lateinischen Übersetzungen über die Schulen von Salerno und Montpellier dem Abendland bekannt, wo sie sich mit schon bekannten volkstümlichen Elementen mischten. Eine bei mir in Arbeit befindliche Dissertation will zeigen, wie die Rezepte der frühen mittelalterlichen abendländischen Ärzte auf pharmazeutische Zutaten der arabischen Medizin zurückgehen. Schon in meiner Studie „*Beiträge zur Geschichte der arabischen Zahnheilkunde*“ habe ich dargelegt, wie stark die bei uns angebotenen zahnärztlichen Heilmittel an die arabischen Rezepte für Zahnpulver erinnern und habe auf Annoncen in der Zeitschrift „Der Zahnarzt“ Bd. 22 (1867), S. 122 verwiesen, wo einige zahnärztliche Geheimmittel und deren chemische Zusammensetzung aufgeführt sind. Neuerdings muß auf den aufschlußreichen Aufsatz von Klaus Herfort, *Antike und arabische Elemente in den Rezepten von Bartischs Augendienst* (v. Graefes Archiv für Ophthalmologie 164/1962, S. 303–333) verwiesen werden, wo gezeigt wird, wie G. Bartisch in der Antike und bei den Arabern gebrauchte Augenheilmittel übernommen hat. Manchmal ist die Übereinstimmung, obwohl Bartisch keine arabischen medizinischen Quellen in lateinischer Übersetzung benutzt hat, erstaunlich.

a) Das Vorwort

In dem Vorwort[66] gibt Ibn al-Quff den Grund an, weshalb er das Buch geschrieben hat. Die deutsche Übersetzung lautet:

„Einige Chirurgen unserer Zeit hatten sich bei mir über das geringe Interesse der Fachvertreter dieser Kunst[67] beklagt und darüber daß manch einer von ihnen nur die Zusammensetzung einiger Salben und die Verbindung ihrer einzelnen Bestandteile miteinander kannte, und wenn ihn jemand fragte: ‚Was ist diese Krankheit, die du behandelst, was ist ihre Ursache, warum heilst du sie mit diesem Heil-

[66] Zu der Topik und historischen Entwicklung des Vorworts vgl. jetzt die gründliche Arbeit von Peter Freimark, *Das Vorwort als literarische Form in der arabischen Literatur*, Phil. Diss. Münster 1967.

[67] *ṣināʿa* bedeutet „Kunst, Handwerk“, also die praktische Anwendung und Ausführung einer Wissenschaft. Während *ʿilm* die theoretische Wissenschaft bezeichnet, wird *ṣināʿa* also für das praktische Wissen gebraucht. Vgl. übrigens Franz Rosenthal, *Das Fortleben der Antike im Islam*, S. 367.

mittel, worin besteht die Kraft seiner einzelnen Bestandteile, wozu nützt die Zusammensetzung dieser Bestandteile und warum benutzt man sie nicht einzeln?', so könnte er darauf nichts anderes antworten als: ,Ich habe gesehen, wie mein Lehrer es derart angewandt hat, und daher wende ich es auch an.' Der Verfasser sagt: Das ist ein großer Fehler, wie du von den Zusammensetzungen der Krankheiten, von den Ursachen und den Symptomen her weißt; und auch, daß es unerläßlich ist, daß der Behandelnde das, was er behandelt, unbedingt kennen muß. Dann machte er für sie (die Kollegen) als Entschuldigungsgrund geltend, daß sie kein Buch hätten, an das sie sich in diesem Fach wenden könnten, das alles zusammenfasse, was der Vertreter dieser Kunst nötig habe. Darauf bat er mich dringend, ein Buch darüber zu verfassen und darin zuerst die Definition dieser Kunst zu geben, die notwendigen physischen Vorgänge zu schildern, die die Grundlagen der Kunst sind, die Symptome des die Gschwüre verursachenden überwiegenden Stoffes zu beschreiben, welche die Objekte seiner Kunst sind, darauf die Art des Entstehens der genannten Geschwülste, ihre Einteilung im einzelnen, ihre Ursachen und ihre Symptome zu erklären, ferner die einfachen Heilmittel, die der Chirurg bei der Behandlung nötig hat, in ihrem Wesen und in der Feststellung ihrer Wirkung zu beschreiben, sodann die Behandlung der Krankheiten, die wir erwähnten, zunächst im allgemeinen und dann im einzelnen darzustellen, schließlich die Salben, Pulver, Einreibemittel und Öle aufzuführen und insgesamt die in dieser Kunst notwendigen zusammengesetzten Heilmittel. Das möge ich in Form der Pharmakopöe für das erwähnte Buch machen und diesem möge ich zunächst Dinge vorausschicken, deren Kenntnis nötig ist, bevor man mit den zusammengesetzten Heilmitteln anfängt.

Da leistete ich seiner diesbezüglichen Bitte Folge, indem ich bei Gott, dem Erhabenen, Hilfe suchte, und ich nannte das Buch „Die Stütze der Kunst der Chirurgie" und ordnete es in 20 Abhandlungen an."

b) Einteilung und Inhalt

Das Buch, bestehend aus zwei Bänden, zerfällt in 20 Abhandlungen (*maqāla*), die wieder in einzelne Kapitel (*faṣl*) eingeteilt sind. Die Abhandlungen 1–11 befassen sich mit der Anatomie und dann folgt im zweiten Band die Chirurgie in Abhandlung 12–20. Bei der Behandlung nimmt die Arzneimittellehre und Pharmakologie einen besonderen Platz ein und viele Rezepte werden genannt. Um einen Einblick in das Werk zu geben, folgt nun das Inhaltsverzeichnis in deutscher Übersetzung.

I. Abhandlung: Über die Definition der Chirurgie und die Darstellung der Mischsäfte (*aḫlāṭ*); sie zerfällt in 6 Kapitel:

1. Über die Definition der Chirurgie; 2. über die Mischsäfte (*aḫlāṭ*)[68]; 3. über das Blut; 4. über den Schleim; 5. über die gelbe Galle (*ṣafrā'*); 6. über die schwarze Galle (*saudā'*).

II. Abhandlung über die Mischungen (*amziǧa*)[69] der Organe und die Anatomie der „einfachen" Organe (*al-aʿḍā' al-basīṭa*)[70]; sie zerfällt in 24 Kapitel:

1. Über die Mischungen der Organe; 2. über die Definition der Organe und eine allgemeine Besprechung darüber; 3. über die Anatomie des Schädels (*qiḥf*); 4. über die Anatomie der beiden Kiefer, der Nase und der Zähne; 5. über die Anatomie der Rückenwirbel (*fiqrāt*); 6. über die Anatomie des Schlüsselbeins (*tarquwa*), des Brustbeins (*qaṣṣ*) und des Schulterblatts (*katf*); 7. über die Anatomie der Rippen; 8. über die Anatomie der Handknochen; 9. über die Anatomie des Schambeins (*ʿaẓm al-ʿāna* = os pubis); 10. über die Anatomie der Fußknochen; 11. über die Anatomie der Nerven (*aʿṣāb*); 12. über die Anatomie der Arterien (*šarāyīn*); 13. über die Anatomie der Venen (*aurida*)[71]; 14. eine allgemeine Besprechung der Anatomie der Muskeln (*ʿaḍal*); 15. über die Anatomie der Stirn-, Augen-, Backen- und Nasenmuskeln; 16. über die Anatomie der Lippen-, Unterkiefer- und Zungenmuskeln; 17. über die Anatomie der Muskeln des Zungenbeins (*al-ʿaẓm al-lāmī*), der Kehle (*ḥanǧara*) und des Halses (*ʿunuq*); 18. über die Anatomie der Muskeln der Schultern, der Hände und der Brust; 19. über die Anatomie der Muskeln des Bauches, des Rückens und der Testikel (*unṯayān*); 20. über die Anatomie der Muskeln des Penis, der Blase und des Anus; 21. über die Anatomie der Oberschenkel-, Knie-, Unterschenkel- und Fußmuskeln; 22. über die Anatomie des Fleisches und Fettes; 23. über die Anatomie der Knorpel und der Membrane (*aġšiya*); 24. über die Anatomie der Haut.

III. Abhandlung über die Anatomie der Organe (*al-aʿḍā' al-ālīya*)[72] und zwar die Anatomie:

[68] D.h. die vier Grundsäfte (χυμοί oder humores) der antiken Medizin nach Galen.

[69] Die *amziǧa* (sing. *mizāǧ*) sind die temperamenta (κράσεις) des Galen, d.h. die verschiedenen Kardinaleigenschaften (warm, kalt, feucht, trocken), deren eine jede durch eines der vier Elemente vertreten wird.

[70] D.h. die nicht zusammengesetzten Teile, vgl. Fonahn, Nr. 3367.

[71] Vgl. die Bearbeitung dieser beiden Kapitel durch Sami Hamarneh in seinem Aufsatz „*Thirteenth Century Physician*", S. 17–26.

[72] D.s. die zusammengesetzten Teile des Körpers, die auch *al-aʿḍā' al-murakkaba* im Gegensatz zu den *basīṭa* genannt werden, vgl. Fonahn, Nr. 3371 und 3366.

1. des Hirns; 2. des Rückenmarks (*nuḫāʿ*); 3. der Augen; 4. des Geruchsorgans (*ālat aš-šamm*); 5. der Lippen und Zunge; 6. des Gehörorgans (*ālat as-samʿ*); 7. des Zäpchens und Kehlkopfes; 8. der Luftröhre (*qaṣabat ar-riʾa*); 9. des Herzens; 10. der Speiseröhre; 11. des Mageneingangs und des Magens; 12. des Netzes (*ṯarb*); 13. der Eingeweide (*amʿāʾ*); 14. des Mesenteriums (*māsāraiqa*); 15. der Leber; 16. der Gallenblase; 17. der Milz; 18. der Nieren; 19. der Harnblase; 20. der Hoden (*ḫusyatān*); des Penis; 22. der Gebärmutter; 23. der weiblichen Brust (*ṯady*).

IV. Abhandlung über die Arten der Krankheiten, die der Chirurg notwendigerweise kennen muß:

1. über die Beschreibung der Krankheiten und ihre Einteilung; 2. über die verschiedenen Namen der Trennung (*tafarruq*), wie sie in den Organen vorkommt; 3. über die Ursachen der Deformation (*fasād aš-šakl*); 4. über die Ursachen, weshalb sich der Stoff (*mādda*) ergießt; 5. über die Beschreibung der Geschwülste (*aurām*) und die Art ihrer Entstehung; 6. über die Einteilung der Geschwüre (*qurūḥ*); 7. über die Art der Störung (*fasād*) des Organs und das Symptom seiner Störung; 8. über die vier Stadien der Krankheiten; 9. über das Symptom der überwiegenden Mischungen überhaupt; 10. über das Symptom des überwiegenden Blutes; 11. über das Symptom des überwiegenden Schleimes; 12. über das Symptom der überwiegenden gelben Galle; 13. über das Symptom der überwiegenden schwarzen Galle.

V. Abhandlung über die aus dem Blut entstehenden Geschwüre und die Symptome für jedes einzelne:

1. Phlegmone (*falaǧmūnī* = φλεγμονή)[73]; 2. Pocken (*ǧudarī*)[74]; 3. Furunkel (*damāmīl*)[75]; 4. *banāt al-lail*[76] und Nagelgeschwüre (*dāḥis*

[73] Über diese Geschwulst, ihre Ursache und Symptome vgl. P. Richter, Archiv 118 (1913), S. 202–205. Diese Geschwulst aus verfaultem Blut tritt auch in der Hirnsubstanz auf, vgl. H.-J. Thies, S. 44–45.

[74] Das Kapitel ist übersetzt von O. Spies, Zur Geschichte der Pocken in der arabischen Literatur, in: Medizingeschichte im Spektrum (Festschrift für Joh. Steudel), Wiesbaden 1965, S. 187–200 und ein Nachtrag dazu in: Sudhoffs Archiv 50 (1966), S. 206–207. Eine Übersetzung des ʿAlī b. ʿAbbās über die Pocken hat P. Richter, Pocken, S. 315ff. gegeben. Vgl. überdies M. Rihab, Ṭabarî, S. 143–149.

[75] Dieses Kapitel und die Übersetzungsmöglichkeiten sind von G. Kircher, S. 90, Nr. 26, Anm. 2 besprochen.

[76] Wörtl. „Töchter der Nacht", Epinyctide (ἐπινυκτίς), manchmal mit dem *nār fārisī* (persisches Feuer, vgl. Ernst Seidel, S. 11 und Anm. 32) zusammengebracht, bald mit *šarā*, von der Ibn Sīnā III, 130 sagt: „. . . daß die Blattern

= *paronychia*)[77]; 5. Frostbeulen (*bādišnām*)[78] und totes Blut unter der Haut (Bluterguß); 6. Pestbeulen (*ṭawāʿīn*)[79]; 7. Aneurisma[80] und Aknepustel (*tūta*, wörtl. „Maulbeere“)[81].

VI. Abhandlung über die aus dem Schleim (*balġam*) entstehenden Krankheiten; sie werden in 5 Kapitel eingeteilt:

1. Ödem (*ūḏīmā*); 2. Balggeschwulst (*salʿa*)[82]; 3. Skrofulose (*ḫanāzīr*)[83]; 4. über Verknotung (*taʿaqqud* = Ganglien) des Nervs und der Drüsen sowie Erstarrung (*taḥaǧǧur*) der Gelenke; 5. Weiße Lepra (*baraṣ abyaḍ*) und vitiligo alba (oder Lichen sclerosus) (*bahaq abyaḍ*)[84].

plötzlich am Körper hervorbrechen und daß die weniger rote, heiße, rasch durchbrechende Art sich des Nachts mehr verschlimmert.“

77 Ausführlich bei H. Gisela Kircher, S. 47, Nr. 71, Anm. 9.

78 Auch *bādišfām*, vgl. Dozy I, 48a: „exanthème“; das Wort ist persischen Ursprungs: *bad-i šanām*, welches Vollers als *bādiz* „übermäßige Hitze“ erklärt.

79 Vgl. H. G. Kircher, S. 262, Nr. 164, Anm. 4 und C. Elgood, *The early History of the Baghdad boil*, IRAS 1934, 519–533.

80 Der Text des IQ hat stets *ayūrismā*, der Druck des ʿAlī b. al-ʿAbbās (Kairo 1877) hat *abūrismā*, in der Übersetzung des Constantinus Africanus „iporisma“ in der des Stephanus „aporisma“, was die beiden Übersetzer nicht verstanden haben. Vgl. zur Sache P. Richter, Archiv 113, S. 855.

81 Bei IQ findet sich die aus dem Syrischen übernommene Form *tauṯa* (vgl. Carl Brockelmann, Lex. Syriacum, p. 820a); die übliche Form ist im Arabischen *tūta*. Zur Sache vgl. P. Richter, Archiv 113, S. 859 und 863.

82 Vgl. Ernst Seidel, Medizin, Anm. 30. Es sind aus mit Blut gemischtem Schleim entstandene Balggeschwüre, die kichererbsen- bis melonengroß sein können. Charakteristisch ist, daß sie von einem Beutel umgeben sind, der keinerlei Verwachsensein mit den umgebenden Teilen aufweist. Der Krankheitsbeschreibung nach kann man es auch mit weichen, geschwollenen Drüsen zu tun haben, wie Mohamed Rihab, S. 161, meint. Diese Geschwüre zerfallen in vier Arten: 1) *šahmīya* „die fettige“, die bei Palpation nicht niedergeht; 2) *ʿasalīya* „die honigartige“, aus faulem Schleim gebildet, gibt beim Befühlen nach, kommt aber bald wieder zu ihrer Form; 3) *arduhālaǧīya* „die mehlsuppenartige“ (vgl. Julius Hirschberg und Julius Lippert, ʿAli Ibn ʿIsā, S. 117, Anm. 4); 4) *šīrāzīya* „die milchsuppenartige“. Darunter fällt auch die Struma.

83 Es sind Drüsenschwellungen, die „mit dem sie umgebenden Fleisch zusammenhängen“ und nach den Worten Ibn al-Quffs (II, 151) „wie eine Muttersau mit ihren Ferkelchen (scrophula)“ aussehen. Vgl. auch H. Gisela Kircher, Nr. 18, Anm. 4, ferner Mohamed Rihab, *Ṭabarī*, S. 158ff.

84 Um welche Krankheiten es sich handelt, ist ungewiß. Die Bestimmungen der Krankheiten bei E. Seidel, *Medizin*, Anm. 22, bei Max Meyerhof, *Paradise*, S. 31, bei Moh. Rihab, S. 149–150 und bei Paul Richter, S. 332–333 sind verschieden. Da sich zuletzt Gisela Kircher, S. 140, Nr. 66, Anm. 6, ausführlich damit aufgrund des Textes von Ibn al-Quff beschäftigt hat, sei hier darauf verwiesen.

VII. Abhandlung über die aus der gelben Galle entstehenden Krankheiten:

1. Röteln, Erysipel (*ḥumra*)[85]; 2. Urtikaria (*namla*, wörtl. „Ameise“)[86]; 3. Masern (*ḥaṣba*).

VIII. Abhandlung über die aus der schwarzen Galle entstehenden Krankheiten:

1. Krebs (*saraṭān*)[87]; 2. Aussatz (*ǧuḏām* = lepra Arabum); 3. Schwarze Lepra (*baraṣ aswad*)[88] und schwarze Flechte (*bahaq aswad* = Sklerodermia leprosa)[89]; 4. die Spaltung (*tašaqquq* = Schrunden) der Extremitäten; 5. Krampfadern (varices = *dawālin*)[90] und Elephantenkrankheit (*dā' al-fīl*)[91].

IX. Abhandlung über die aus mehr als einem Stoff (*mādda*) entstehenden Krankheiten:

1. Knochennekrose (*rīḥ aš-šauka*); 2. Alopezie (*dā' aṯ-ṯa'lab*, d. h. „Fuchskrankheit“) und Ophiasis (*dā' al-ḥaiya*, wörtl. „Schlangenkrankheit“)[92]; 3. Kopfschorf (oder Schuppen) (*ḥazāz* = pityriasis), Grind (*sa'fa*)[93], weiße Schweißbläschen (*ḥaṣaf*)[94] und trockene Flechte

[85] *ḥumra* bedeutet im Arabischen sowohl „Röte“ wie „Erysipel“. Dafür findet sich auch der aus dem Syrischen entnommene Terminus *al-māšarā* bei anderen arabischen Medizinern. Vgl. auch P. Richter, *Pocken*, S. 324ff.

[86] So nach Ernst Seidel, *Medizin*, Anm. 31, nach Moh. Rihab, S. 154 „Herpes“, P. Richter, Archiv 118, S. 200.

[87] Vgl. die Inhaltsangabe dieses Kapitels bei Gisela Kircher, S. 61, Nr. 6, Anm. 2.

[88] Nach Moh. Rihab, S. 149, Sklerodermia leprosa, vgl. auch die nächste Anmerkung.

[89] Vgl. Paul Richter, *Archiv* 1913, S. 851 und *Aussatz*, S. 332–333; C. Elgood, *On the significance of al-Baraṣ and al-Bahaq*, JASB N.S. 27 (1931), S. 177–187.

[90] Wörtl. „Weinranken“, es sind verbreiterte Adern am Unterschenkel, die als dicke, gewundene tiefgrün-schwarze Stränge auftreten, vgl. *Kanon* II, 611 und Paul Richter, *Archiv* 113, S. 859.

[91] Entsteht an den Schenkeln und Füßen, der Fuß schwillt an und wird dick wie ein Elephantenfuß, vgl. *Kanon* II, 61, Richter, *Archiv* 113, S. 859 und Moh. Rihab, S. 165.

[92] Im ersteren Fall liegt Haarausfall vor, im letzteren ist die Haut affiziert, vgl. *Kanon* III, 267; Rihab, S. 131–132; Siddiqi, *Studies*, S. 153 und Richter, *Archiv* 113, S. 856.

[93] Unser seborrhoisches Ekzem der Kopfhaut. Auch sa'fa wird, wie sal'a, in vier Arten eingeteilt: 1) *aš-šuhdīya*, die honigartige, weil diese Geschwüre eine honigartige Flüssigkeit enthalten, das κηρίον der Griechen, unser Favus; 2) *at-tīnīya*, die feigenartige; runde, feste Geschwüre, auf ihren erhöhten Rändern entzündliche Röte, früher sycosis parasitiaria, modern Trichophytia; 3) *al-ǧardā'* die nackte, Geschwüre am Kopf mit feinen Durchbohrungen, also ein nässendes Ekzem der Kopfhaut; 4) ein trockenes, weißfarbiges, dem Meeresschaum (*šūrah* = ἀρχὴ ἁλός) ähnliches seborrhoisches Ekzem der Kopfhaut. Vgl. Paul Richter, Archiv für Dermatologie und Syphilis 113, S. 858

(*qūbā*)[95]; 4. Pustelpapel (*ǧamra*[96], wörtlich „glühende Kohle") und Hitzequaddeln (*šarā* = urticaria)[97]; 5. Scirrhus (*saqīrōs*)[98]; 6. Warzen (*ṯa'ālīl*) und Medina-Wurm (*'irq madīnī*)[99]; 7. Drüsen-Geschwülste (*aurām ġudadīya*); 8. Gangrän (*ākila*)[100]; 9. Krätze und Hautjucken (*ǧarab*[101] *wa-ḥikka*[102]); 10. Wasser- (*nafaḫāt*)[103] und Luftblasen (*nafāṭāt*) der Haut.

X. Abhandlung über alle Dinge, deren Kenntnis der Chirurg bei der partiellen Behandlung haben muß:

1. Über die Regeln (*qawānīn*) der Behandlung, die der Chirurg kennen muß; 2. über den Aderlaß; 3. über das Schröpfen (*ḥiǧāma*) unter einer Bedingung; 4. über das Schröpfen ohne Bedingung; 5. über den Blutegel (*'alaq*); 6. über die Behandlung des Geschwürs im allgemeinen; 7. über die Behandlung von Wunden im allgemeinen; 8. über den Einschnitt (*baṭṭ*); 9. über den Kunstkniff[104] bei der Blut-

und 862ff. und G. Kircher, S. 201, Nr. 112, Anm. 5; C. Elgood identifiziert in seinem Aufsatz, *The Early History of the Baghdād Boil* (JRAS 1934, S. 519–533) es mit Cutaneus Leishmaniasis.

94 In den lateinischen mittelalterlichen Übersetzungen als desudatio oder hasefa wiedergegeben, wird als miliaria alba oder dermatitis hidrotica bezeichnet, vgl. auch Moh. Rihab, S. 133; E. Seidel, *Medizin*, Anm. 24 und P. Richter, *Archiv* 113, S. 855.

95 Die chronische *qūbā* sitzt in der Tiefe des Organs, von dem sich fischschuppenähnliche, runde Plättchen abschilfen; Trichophytia superficialis (ἐξάνθημα), vgl. Ernst Seidel, *Medizin*, Anm. 25; M. Rihab, *Tabari*, S. 153–154; Sohby, *Dakhira*, S. XIII; Meyerhof, *Paradise*, S. 31; P. Richter, *Aussatz*, S. 333.

96 Pustelpapel mit Bläschen und Brandschorfen; es handelt sich um Phlegmone, von der Karbunkel bis zur Milzbrandpustel (anthrax), vgl. Paul Richter, *Pocken*, S. 317 und Ernst Seidel, *Medizin*, Anm. 32.

97 Rote Bläschen der akuten Hautentzündung, entspricht dem ἔκζεμα Aëtii und der miliaria rubra der späteren Autoren. Die Übersetzer geben es als „Essera" an.

98 Bei Scirrhus dringt eine schwarzgallige, trockene Mischung in das Glied und verursacht eine Verhärtung, daher „harte Geschwulst", während bei dem Ödem, das „weiche Geschwulst" genannt, die Materie feucht und phlegmatisch ist. Vgl. Rihab, *Tabarī*, S. 165; P. Richter, *Archiv* 118, S. 201.

99 Vgl. P. Richter, *Archiv* 113, S. 860, 863.

100 Vgl. M. Meyerhof, *Paradise*, S. 31, der es als Brand = gangraena bezeichnet.

101 Es gibt eine trockene (*yābis*) und eine feuchte (*raṭb*) Art, bei der letzteren bildet sich ein Sekret. Vgl. Rihab, S. 133 und G. Kircher, S. 106 Anm. 6. Das Kapitel über Krätze und Jucken nach Ibn al-'Abbās ist übersetzt und besprochen von P. Richter, *Archiv* 113, S. 853.

102 Während die Krätzepusteln eine bestimmte Stelle haben, breitet sich die *ḥikka* über den ganzen Körper aus. *Ḥikka* wird durch den Genuß von scharfen und salzigen Speisen verursacht. Vgl. Rihab, S. 132–133 und G. Kircher, S. 70, Nr. 12, Anm. 6.

103 boursoflure, emphysème, nach Dozy II, 695a „bouffissure" .

104 Über den Begriff der *ḥiyal* „Kunstkniffe" vgl. Ch. Bürgel, ZDMG 117 (1967), S. 96.

stillung; 10. über die Kauterisierung; 11. über die Behandlung der Trennung des Zusammenhangs (*tafarruq al-ittiṣāl*)[105] im allgemeinen; 12. über die Behandlung der Verrenkung (*ḫalʿ* = Luxation), der Quetschungen (*waṯan* = Contusion) und der Prellung[106] (*wahn*) im allgemeinen; 13. über die Beruhigung der Schmerzen.

XI. Abhandlung über die „einfachen Heilmittel" (*mufradāt*), deren Kenntnis der Chirurg bei seiner Behandlung haben muß: 1. über die Heilmittel-Eigenschaften; 2. über die Grade und Abgrenzung der Heilmittel; 3. über die Wirkungskräfte der Heilmittel; 4. über die einzelnen einfachen Heilmittel in alphabetischer Folge[107]. Damit endet der erste Band.

[Bd. II]

XII. Abhandlung über die Behandlung der aus dem Blut entstehenden Krankheiten; sie ist in 7 Kapitel eingeteilt:

1. über die Behandlung der Phlegmone (*falaǧmūnī*); 2. über die Pocken (*ǧudarī*); 3. über Furunkel (*damāmīl*); 4. über Epinyctide (*banāt al-lail*) und Nagelgeschwüre (*dāḥis*) und dergleichen Krankheiten an Fingern; 5. über Frostbeulen (*bādišnām*) und totes Blut (*dam mayit*) unter der Haut; 6. über Pestbeulen (*ṭawāʿīn*); 7. über Aneurisma und Aknepusteln (*tūṯa*).

XIII. Abhandlung über die Behandlung der aus dem Schleim entstehenden Krankheiten; sie ist in 5 Kapitel eingeteilt:

1. über die Behandlung des Ödems (*ūḏīmā*); 2. über die Behandlung der Balggeschwüre (*salʿa*); 3. über die Behandlung der Skrofeln (*ḫanāzīr*); 4. über Verknotung (*taʿaqqud* = Ganglien) der Nerven und Versteinerung der Gelenke; 5. über die Behandlung von Weißer Lepra (*baraṣ abyaḍ*) und Vitiligo alba (*bahaq abyaḍ*).

XIV. Abhandlung über die Behandlung der aus der gelben Galle entstehenden Krankheiten:

1. über die Behandlung der Röteln (*ḥumra*); 2. der Urtikaria (*namla*); 3. der Masern (*ḥaṣba*).

[105] Zum Ausdruck s. S. 40.

[106] *wahn* wörtl. „Schwächung, Kraftlosigkeit" wird erklärt (I, 203) als „Verletzung (âfa) an der Stelle, die den Knochen umgibt, wobei der Knochen an seiner Stelle bleibt". Es kann sich daher sowohl um eine Distorsion als auch Subluxation der Gelenke handeln. Im Gegensatz dazu stehen die beiden vorangegangenen Fälle, in denen der Knochen ganz oder teilweise aus seiner ursprünglichen Lage heraustritt.

[107] Diese Abhandlung ist von G. Kircher als phil. Diss. Bonn 1967 bearbeitet worden.

XV. Abhandlung über die aus der schwarzen Galle entstehenden Krankheiten; sie ist in 5 Kapitel eingeteilt:

1. über die Behandlung des Krebses (*saraṭān*); 2. des Aussatzes (*ǧuḏām*); 3. der schwarzen Lepra (*baraṣ aswad*) und psoriasis vulgaris (*bahaq aswad*); 4. der Spaltung (*tašaqquq*) der Extremitäten; 5. der Krampfadern (*dawālin*) und der Elephantiasis (*dā' al-fīl*).

XVI. Abhandlung über die aus mehr als einem Stoff entstehenden Krankheiten; sie ist in 10 Kapitel eingeteilt; über die Behandlung:

1. der Knochennekrose (*rīḥ aš-šauka*); 2. der Alopezie (*dā' aṯ-ṯaʿlab*) und *dā' al-ḥaiya* (Ophiasis); 3. des Kopfschorfs (*ḥazāz*), der Ekzeme der Kopfhaut (*saʿfa*), des tropischen Schweißfriesels (*ḥaṣaf*) und der trockenen Flechte (*qūbā*); 4. der Karbunkel (*ǧamra*) und Hitzequaddeln (*šarā*); 5. des Scirrhus (*saqīrōs*); 6. der Warzen (*ṯa'ālīl*) und der Medina-Ader (*ʿirq madīnī*); 7. der Drüsengeschwülste (*aurām ġudadīya*); 8. der Gangrän (*ākila*); 9. der Krätze (*ǧarab*) und des Hautjuckens (*ḥikka*); 10. der Wasserbläschen (*nafāṭāt*), der oedematösen Schwellung (*tahabbuǧ*), der ,Windigen' Geschwüre (*aurām rīḥīya*) d. s. infizierte Hautemphyseme.

XVII. Abhandlung über die Behandlung der Verwundung (*ǧurḥ*), des Knochenbruchs (*kasr*) und der Verrenkung (*ḫalʿ*); sie ist in 39 Kapitel eingeteilt:

1. über die Behandlung der Wunde; 2. über die Behandlung des Stoßes (*ṣadma*) und Sturzes (*saqṭa*); 3. über die Behandlung von Verbrennungen, Peitschenschlägen, beim Reiten zugezogenen Hautabschürfungen und Verwundungen durch Fußbekleidung; 4. über den Biß des tollwütigen Hundes (*al-kalb al-kalib*); 5. über den Biß eines Menschen, eines nicht tollwütigen Hundes, eines Affen und eines Schakals; 6. über die Behandlung des Bisses eines Löwen, Leoparden oder Geparden; 7. über die Behandlung des Schlangen- (*ḥaiyāt*) und Drachenbisses (*tanānīn*); 8. über die Behandlung der Stiche von Skorpionen (*ʿaqārib ǧarrāra wa-ġair ǧarrāra*)[108]; 9. über die Behandlung des Stiches des Tausendfüßlers (*umm arbaʿ wa-arbaʿīn*), der Tarantel (*rutailā'*)[109], der Spinne *šabaṯ*[110] und Spinne *ʿankabūt*; 10. über die Behandlung des Stiches der Hornissen (*zanābīr*), Bienen

[108] *ʿaqrab* mit der besonderen Art der *ǧarrārāt*, das sind kleine, gelbe Skorpione, die das Körperende mit dem Giftstachel nachschleppen; Damīrī (Ed. Kairo 1275) I, 174, II, 119.

[109] Eine bösartige Spinnenart mit vielen Unterarten, vgl. Damīrī I, 332 und 885; Clément-Mullet, Recherches sur l'histoire naturelle chez les Arabes, JA 5e sériè, tome IV, 1854, 224–230.

[110] Nach Damīrī II, 34: „es ist ein Tierchen mit sechs langen Beinen, das am Rücken und an der Oberseite der Beine gelb, am Kopfe schwarz ist, und

(*naḥl*), der Adlerlaus (*qamlat al-nasr*)[111] und der Ameisen (*naml*); 11. über die Behandlung des Bisses von Katzen, Krokodilen und Fröschen; 12. über die Behandlung des Bisses des Wiesels (*ibn ʿirs*), der Spitzmaus (*mūġālī*,)[112], der Eidechse (*ʿaḏāya*)[113], des Mauergeckos (*sāmm abraṣ*) und des Salamanders; 13. über das Herausnehmen von Pfeilen und Speerspitzen; 14. über das Herausnehmen von Dornen und Knochensplittern; 15. über die Behandlung von Schädelbrüchen; 16. über die Behandlung von Nasen- und Oberkieferbrüchen; 17. über die Behandlung von Unterkieferbrüchen; 18. über den Bruch des Schlüsselbeins; 19. über die Behandlung von Schulterblattbrüchen; 20. über die Behandlung von Brüchen der Brust und der Rippen; 21. über die Behandlung von Brüchen des os coxae, der beiden Hüftknochen und des os pubis; 22. über die Behandlung des Bruches der Rückenwirbel; 23. über die Behandlung des Bruches des Oberarms; 24. über die Behandlung des Bruches des Unterarms; 25. über die Behandlung des Bruches der Hand und der Finger; 26. über die Behandlung des Bruches des Oberschenkels (*ʿaẓm al-faḫiḏ* = femur); 27. über die Behandlung des Bruches der Kniescheibe und der beiden Beinknochen (*al-qaṣabat al-kubrā* = tibia und *al-qaṣabat aṣ-ṣuġrā* = fibula); 28. über die Behandlung des Bruches des Fußes; 29. Darstellung der Verrenkung (*ḫalʿ*); 30. über die Behandlung der Verrenkung des Unterkiefers und des Schlüsselbeins; 31. über die Behandlung der Verrenkung des Oberarms und des Ellbogens; 32. über die Behandlung der Verrenkung des Handgelenks (carpus) und der Finger; 33. über die Behandlung der Verrenkung der Rückenwirbel; 34. über die Behandlung der Verrenkung des os coxae und des Knies; 35. über die Behandlung der Verrenkung des Fußknöchels und der Zehen; 36. Behandlung der Verrenkung mit Verwundung und Bruch; 37. über die Behandlung der Verknotung (*taʿaqqud*), die bei Brüchen auftreten kann; 38. über die Behandlung eines gebrochenen Organs (Gliedes), wenn es nach seiner Einrenkung schwach bleibt; 39. über die Behand-

dessen Augen blau aussehen.“ Die Art ist schwer zu bestimmen, es muß zur Familie der Scolopendridae gehören.

[111] Der Text hat falsch *al-basr* (IQ II, 127, 274). *Qamlat an-nasr* (auch *nassir*) entspricht dem Syrischen *ṣalmūḥā*, was im Arabischen mit Metathesis als *ṣamlūḥā* übernommen worden ist und bedeutet wahrscheinlich „Tarantel“ (vgl. R. Payne Smith, *Thesaurus Syriacus*, Oxford 1901, S. 3410 und C. Brockelmann, *Lexicon Syriacum*, S. 630b). Der Stich wirkt meist tödlich, wie Ǧāḥiẓ, *Kitāb al-Ḥayawān*, Bd. V, 392 angibt; ebendort V, 638 Entsprechungen in anderen Sprachen.

[112] Aus dem Griechischen μυγάλη ins Syrische als mūgālī, vgl. Payne Smith, *Thesaurus*, S. 2030 „mus araneus, mustela“.

[113] Es gibt verschiedene Arten, vgl. Damīrī II, 311. Wahrscheinlich handelt es sich um den Seps des Dioskurides. Über Bisse und Stiche von Tieren im allgemeinen handelt auch *Dakhîra*, S. 144–147.

lung von gebrochenen Knochen, wenn sie eingerenkt, aber krumm sind.

XVIII. Abhandlung über die Kauterisierung im einzelnen; sie ist in 5 Kapitel eingeteilt:

1. allgemeine Darstellung über die Kauterisierung und die des Schädels; 2. über Kauterisierung des Gesichts; 3. über Kauterisierung des Mundes und des Halses; 4. über Kauterisierung der Brust und des Bauches; 5. über Kauterisierung anderer Stellen des Körpers.

XIX. Abhandlung über die Behandlung von Wunden und Geschwüren und die Operation mit dem Messer, das Kastrieren und die Beschneidung; sie ist in 34 Kapitel eingeteilt:

1. über die Behandlung von Wunden, die mit einer Ursache verbunden sind; 2. über die Behandlung von Wunden, die mit einer Krankheit verbunden sind; 3. über die Behandlung von Wunden, die mit einem Symptom verbunden sind; 4. über die Behandlung von Fisteln (*nawāṣīr*); 5. über die Behandlung von Geschwüren (*dabīlāt*); 6. über die Behandlung des Wassers, das sich im Kopf der Kinder sammelt; 7. über die Behandlung dessen, der in seiner Stirn etwas wie Ameisenkrabbeln spürt; 8. über das Herausnehmen von ins Ohr gefallenen Fremdkörpern; 9. über die Behandlung der Verstopfung der Ohren und solcher, die nicht durchbohrt sind; 10. über die Behandlung des in der Nase wachsenden Fleisches; 11. über das Herausnehmen von Knötchen (Verdickungen = *ʿuqad*), die auf den Lippen entstehen; 12. über die Behandlung des im Zahnfleisch wuchernden Fleisches; 13. über das Reinigen und Ausziehen der Zähne; 14. über das Abschneiden der Bänder unter der Zunge und des unter ihr entstandenen „Frosches" (ranula); 15. über die Behandlung des Geschwürs der Mandeln und des *ʿinabī* (traubenförmig) genannten Zäpfchens; 16. über die Behandlung der Halsentzündung durch Schnitt der Kehle; 17. über das Herausnehmen von in der Kehle steckengebliebenen Gräten und Knochen; 18. über die Behandlung der männlichen Brüste, die den Brüsten der Frauen ähnlich sind, und der Auswüchse des Nabels; 19. über das Punktieren des Wassers bei Wassersüchtigen; 20. über die Behandlung von neugeborenen Kindern, deren glans penis und anus nicht durchlöchert sind; 21. über Beschneidung und Kastration; 22. über Harnverhaltung in der Blase und Instillation der Blase mit der Spritze; 23. über die Extraktion der Steine; 24. über die Heilung des Hodenbruchs und seine Arten[114]; 25. über die Behandlung der

[114] Die Kapitel 22 bis 24 sind übersetzt von O. Spies und H. Müller-Bütow, *Drei urologische Kapitel aus der arabischen Medizin*, in: Sudhoffs Archiv Bd. 48 (1964), S. 248–259.

Schlaffheit der Haut der Hoden und der übermäßigen clitoris; 26. über die Behandlung der Hermaphroditen; 27. über die Behandlung der *ratqā*[115]; 28. über das Herausnehmen des abgestorbenen foetus; 29. über das Herausnehmen der Nachgeburt (placenta); 30. über das Durchbohren und Schneiden der um den Anus entstehenden Geschwüre und die Behandlung der Risse des Anus und das Öffnen der Hämorrhoiden; 31. über die Behandlung von überschüssigen und verbundenen Fingern; 32. über die Behandlung der *ṣufra* (hieracium pilosella) der Nägel und ihrer weißen Flecken; 33. über die Behandlung der Krankheit des *baqar*[116]; 34. über die Behandlung der als *nāfir*[117] bekannten Krankheit (seltene Krankheit nach az-Zahrāwī).

XX. Abhandlung über die *Aqrābāḏīn* (Pharmacopoee = zusammengesetzte Heilmittel); sie wird in 11 Kapitel eingeteilt:

1. über das Bedürfnis nach Zusammensetzung der Heilmittel; 2. über die Verschiedenheit der Masse der zusammengesetzten Heilmittel; 3. über Sachen, deren Kenntnis man vor der Anfertigung der Zusammensetzungen und nachher haben muß; 4. Fachausdrücke der Mediziner bei Gewichten und Maßen[118]; 5. über Öle (*adhān*); 6. über Salben (*marāhim*); 7. über Puder (*ḏarūrāt*); 8. über Zahnpulver (*sanūnāt*)[119]; 9. über Kompressen (*ḍimādāt*); 10. über Schminkmittel (*ġumra*, pl. *ġumar*); 11. über Fruchtsäfte (*ašriba*, sing. *šarāb*) und Latwerge (*maʿāǧīn* ,sing. *maʿǧūn*)[120].

c) Definition der Chirurgie

„Die Chirurgie ist eine Kunst, in der man sich damit befaßt, die Zustände des menschlichen Körpers kennenzulernen im Hinblick auf

[115] D.i. eine Frau, die impervia coeundi ist. Nach den einheimischen arabischen Wörterbüchern entweder „having the meatus of the vagina closed up", oder „having no aperture except the meatus urinarius", oder „having the vulva so drawn together that the penis can hardly, or not at all, pass".

[116] Ein kleiner Wurm, der unter der Haut und über dem Fleisch entsteht und durch den ganzen Körper schleicht: aegritudo bovina.

[117] Text falsch *nāqiz*. Bei az-Zahrāwī (Channing, p. 442) als *nār nāfir* „fliehendes Feuer" bezeichnet, ist ein Schmerz, der ein Glied befällt und schnell von Glied zu Glied wandert. Ibn al-Quff hat einen solchen Fall, der bei der bäuerlichen Bevölkerung vorkommt, nie gesehen.

[118] Vgl. die Bearbeitung dieses Kapitels von Sami Hamarneh, *The First Recorded Appeal for Unification of Weights and Measures Standards in Arabic Medicine*, in: Physis V (1963), S. 230–248.

[119] Übersetzt von O. Spies in: *Beiträge zur Geschichte der arabischen Zahnheilkunde*, S. 165–168.

[120] Vgl. Wiedemann, *Beiträge* XL (1933) 179 und Mechithar, Anm. 343.

die verschiedenen Arten von unterbrochenen Zusammenhängen[121], die den äußeren Körper an bestimmten Stellen befallen, und was man dabei unternehmen muß.

Das Ziel der Chirurgie ist, den Körperteil zu seinem natürlichen, ihm eigenen Zustand zurückzuführen.

Unser Ausdruck „eine Kunst" (*ṣināʿa*) ist eine Art Gattungsbegriff, der für alle Künste gebräuchlich ist. Unser Ausdruck: „die Zustände des menschlichen Körpers kennenzulernen" unterscheidet die Chirurgie von den Berufen, die sich nicht mit den Zuständen des menschlichen Körpers beschäftigen. Unser Ausdruck „kennenzulernen" wird gebraucht, weil das, was durch die Chirurgie erfaßt wird, partielle Dinge (des Körpers)[122] sind. Unser Ausdruck „im Hinblick auf die verschiedenen Arten von unterbrochenen Zusammenhängen, die den äußeren Körper befallen" unterscheidet sie von der Kompetenz (*naẓr*) des Internisten[123] für die nicht unterbrochenen und die innerlich unterbrochenen Zustände des menschlichen Körpers, wie die Geschwüre der Leber und des Magens, die Lungengeschwüre und anderes mehr, was in der Disziplin der Medizin bekannt ist. Unser Ausdruck „an bestimmten Stellen" unterscheidet die Chirurgie von der Kompetenz des Augenarztes (*kaḥḥāl*) für den unterbrochenen Zusammenhang am Auge. Unser Ausdruck „was man dabei unternehmen muß": das heißt Kenntnis der einfachen und zusammengesetzten Heilmittel, ohne deren Kenntnis die Heilung des Körpers nicht vollzogen werden kann. Unser Ausdruck „das Ziel des Chirurgen ist es, den Körperteil zu seinem natürlichen, ihm eigenen Zustand zurückzuführen": weil die Rückführung (des kranken Körperteils) in die für ihn günstige Mischung (*mizāǧ*) nicht dem Chirurgen, sondern dem Internisten zusteht.

Wisse, daß diese Kunst Grundbegriffe und Voraussetzungen hat. Die Grundbegriffe sind die Mischungssäfte (*aḫlāṭ* = humores) und die Organe, die zu den natürlichen Gegebenheiten gehören[124], mit welchen sich der Internist befaßt. Die Voraussetzungen sind die Kenntnis der Geschwülste und Geschwüre und der verschiedenen Arten von unterbrochenen Zusammenhängen, die an den äußeren Körperteilen vorkommen.

Die unterbrochenen Zusammenhänge sind dreierlei: 1. eine [durch Säfte verursachter] natürlicher, wie die natürliche Öffnung der Ab-

[121] *tafarruq*, d.h. *tafarruq al-ittiṣāl*, „Trennung der Verbindung" (συνεχοῦς διαίρεσις), das M. Meyerhof, *Almorchid fi'l-kokhl*, S. 217 mit „solution de continuité" übersetzt. Vgl. Ibn al-Quff I, 134 und auch Ibn Hubal, *al-Muḫtārāt* I, 128.

[122] D.h. Erkrankungen, die nur einen bestimmten Körperteil befallen.

[123] Zu *ṭabāʾiʿī* vgl. die Einleitung S. 19.

[124] Nach Ibn Hubal I, 8 gibt es sieben natürliche Gegebenheiten.

szesse (*ḫurāǧāt*); 2. ein willentlicher, wie die Öffnung des Abszesse mit dem Messer (*ḥadīd*) oder einem anderen (chirurgischen) Instrument, sowie Aderlaß und Schröpfen; 3. ein nicht natürlicher, wie Kopfwunden, Schwerthieb und Pfeilstich.

Wir haben es für richtig gehalten, in diesem Buch von den natürlichen Gegebenheiten nur die Körpersäfte und die Organe darzustellen, damit der Student dieser Disziplin damit vertraut werde."

d) Die Quellen

Ibn al-Quff ist ein hervorragender Kliniker, der eine reiche Erfahrung hat und ein guter Operateur ist. Natürlich fußt er auf der Methode der antiken Medizin und hatte, wie alle arabischen Ärzte, Hippokrates und Galen eifrig in den arabischen Übersetzungen studiert. So werden viele Sätze und Lehren, besonders in der Anatomie, wohl auf die Magistraldefinitionen der griechischen Medizin, besonders des Galen, zurückgehen, ohne daß dafür im einzelnen die Quellenwerke angeführt sind. Für sein Buch hat er verschiedene Quellen benutzt, von denen er folgende zitiert

A. Griechische Ärzte:

1. Hippokrates:
   a. *Kitāb al-Fuṣūl* (die *Aphorismen*) zitiert er an folgenden Stellen: Bd. I, 138 (6. Kap.), 141 (7. Kap.), 188 (2. Kap.), 190 (6. Kap.); II, 7 (2. Kap.), 15 (2. Kap.), 43 (6. Kap.), 98 u. 99 (6. Kap.), 99, 106 (6. Kap.), 107 (7. Kap.), 168 (6. Kap.), 181 (6. Kap.), 188 (2. Kap.), 109 (6. Kap.), 204 (19. Kap.). Das Werk ist von John Tytler, Calcutta 1832 herausgegeben, vgl. ferner Ritter-Walzer, S. 804; Bergsträsser, *Ḥunain b. Isḥāq und seine Schule*, S. 11; Bergsträsser, *Ḥunain*, Nr. 88.; Ull., S. 28.
   b. *Kitāb al ǧabr* („*Über das Einrenken*") Bd. I, 201, 203.
   c. Ohne Titelangabe Bd. II, 7, 153.

2. Galen[125]
   Zitiert werden folgende Schriften (Ull. S. 40ff.):
   a. *Kitāb al-ʿilal wal-aʿrāḍ*, „*Über die Ursachen und Symptome*" Bd. I, 205; vgl. Bergsträsser, *Ḥunain b. Isḥāq*, Nr. 14; Ritter-Walzer, S. 823.

[125] Es ist interessant, daß Ǧālīnūs als Eigenname eines Arabers bei Yāqūt, Iršād II, 157, ed. Margoliouth vorkommt; wahrscheinlich, daß der Vater den

b. *Kitāb manāfiʿ al-aʿḍāʾ*, „*Über den Nutzen der Körperteile*" Bd. I, 24, 26, 27, 64, 68, 70, 73, 74, 102, 109; vgl. Bergsträsser, *Ḥunain b. Isḥāq*, Nr. 49.

c. *Kitāb al-ʿaḍal*, „*Über die Muskeln*" Bd. I, 70 (hier: *Tašrīḥ al-ʿaḍal*, 75, 80, 81; vgl. Bergsträsser, *Ḥunain b. Isḥāq*, Nr. 8.

d. *Kitāb al-ʿiẓām*, „*Über die Knochen*" Bd. I, 39; vgl. Bergsträsser, *Ḥunain b. Isḥāq*, Nr. 7.

e. *Kitāb Iġlauqun*, „*Das Buch an Glaukon*", worin die häufig vorkommenden Krankheiten geschildert werden: Bd. I, 145; vgl. Bergsträsser, *Ḥunain b. Isḥāq*, Nr. 6; Ritter-Walzer, S. 815.

f. *ʿAmal at-tašrīḥ*, „*Die große Anatomie*" I, 43, 69, 98; vgl. Bergsträsser, *Ḥunain b. Isḥāq*, Nr. 17.

g. Galens Meinung bezüglich des Auges, das aus 7 *ṭabaqāt* und 3 *ruṭūbāt* besteht, wird Bd. I, 95 aufgeführt. Es handelt sich um die Abhandlungen über das Auge von Ḥunain b. Isḥāq mit vollständigen Auszügen aus dem Werk des Galen; s. Max Meyerhof, *The Book of the Ten Treatises on the Eye ascribed to Ḥunain Ibn Isḥāq*, Kairo 1928. Vgl. dazu auch J. Hirschberg, *Geschichte der Augenheilkunde*, Bd. I und II, Leipzig 1899 und 1905.

h. Bei den Salben II, 244–249 wird ausführlich das *Kitāb Qāṭāǧānus* (κατὰ γένος) zitiert; es handelt sich um Galens *Kitāb fī tartīb al-adwiya*, „Über die Zusammensetzung der Heilmittel", das aus 17 Teilen besteht. (Vgl. Bergsträsser, *Ḥ. b. I.*, Nr. 79.) Nach Ibn abī Uṣaibiʿa wird dieses Buch in die Untertitel *Qāṭāǧānus* (Teil 1–7) und *Mayāmir* (Teil 8–17) eingeteilt. Nur der Name Galen, ohne Angabe des Werkes, wird öfters zitiert: z.B. I, 63, 161; II, 127, 168.

Ohne Angabe der Werke werden nur die Meinungen von Asklepiades[126] und Aristoteles Bd. I, 48 angeführt und kritisiert.

Natürlich lagen die griechischen Werke in arabischen Übersetzungen vor. Des Griechischen kundige Ärzte hat es zu jener Zeit wohl kaum noch gegeben. Eine Ausnahme bildete Muwaffaq ad-Dīn Yaʿqūb b. Siqlab (gest. 625/1237), der nicht nur der beste Kenner der Werke Galens war, sondern auch dessen Werke z.B. *ḥīlat al-burʾ* (Über das Heilverfahren, vgl. Bergsträsser, Ḥunain, Nr. 20) und *al-*

alten Arzt hochgeschätzt hat, oder er hoffte, daß sein Sohn ein „zweiter Galen" werden sollte.

126 Im Text اسفلياوس, als Variante اسقليناوس; beides sind Verschreibungen aus Asklepiades oder Asklepios. Dazu vgl. außer den Werken über Geschichte der Medizin M. Wellmann, *Asklepiades aus Bythinien*, in: Jahrb. f. d. Klass. Altertum, Geschichte und deutsche Lit., Bd. 21, Leipzig 1909.

'ilal wa 'l-a'rāḍ (Über die Ursachen und Symptome, vgl. Bergsträsser, Nr. 14) auf Griechisch besaß. Überdies wird von ihm berichtet, daß er Griechisch konnte (vgl. IAU II, 215).

B. Arabische Autoren und Ärzte:

az-Zahrāwī, Abū l-Qāsim Ḫalaf, der mittelalterliche Abulcasis (vgl. GAL I², 276 u. Suppl. I, 425), in Bd. II, 161, 222, 223. Seine Chirurgie ist von L. Leclerc, Paris 1861 übersetzt.

Ibn Sīnā, der mittelalterliche Avicenna, in Bd. I, 77, 137, II, 10.

al-Maǧūsī, 'Alī b. al-'Abbās, der Verfasser des Kāmil aṣ-ṣinā'a (vgl. GAL S I, 423) Bd. I, 137; Bd. II, 10, 105.

ar-Rāzī Muḥammad b. Zakarīyā', der mittelalterliche Rhazes, I, 137; II, 168 (vgl. GAL S I, 417). Ibn al-Quff folgt seiner Lehre.

Ibn al-Quff zitiert von sich selbst ein nicht überliefertes Werk:

Šarḥunā li-Kullīyāt al-Qānūn, also ein nicht erhaltener Kommentar zu den allgemeinen Teilen des Qānūn: Bd. I, 107, 164, 205, 209; Bd. II, 224, 225, vgl. Ibn abī Uṣaibi'a II, 273 und Yūnīnī IV, 313.

Ibn Rušd I, 208 al-Kindī I, 208 und Ibn Ǧanāḥ II, 235.

Die Anatomie des Ibn al-Quff ist im allgemeinen rein Galenische Anatomie, wie das auch bei den anderen arabischen Medizinern der Fall ist. Nun sind aber die arabischen Mediziner gute Beobachter, und so finden sich auch bei Ibn al-Quff einige Erweiterungen und Abweichungen von Galen. In verschiedenen Punkten zeigt er Selbständigkeit gegenüber Galen, z. B. in der Beschreibung der Herzventrikel, in der Frage der Qualität des Gehirns, in der Beurteilung von Nützlichkeit und Zweckmäßigkeit von Körperteilen. Dann sagt Ibn al-Quff: „Das ist eine falsche Lehre . . .; wir lehren . . ." Bekanntlich sind bei den Arabern aus religiösen Gründen Sektionen nicht möglich gewesen. Man scheint manchmal an toten Tieren Tieranatomie ausgeführt zu haben, doch auch hier war Vivisektion verboten. Indes erfahren wir auch, daß man zuweilen Skelette studierte. So lesen wir bei dem berühmten Mediziner und Naturforscher 'Abd al-Laṭīf[127]: „Wer die Beschaffenheit der Anordnung und die Gestalt der Knochen

[127] Zum Verfasser vgl. GAL I², 632; Suppl. I, 880 und für alles Nähere A. Dietrich, *Die arabische Version einer unbekannten Schrift des Alexander von Aphrodisias über die Differentia specifica*, Göttingen 1964, S. 100–103 und ders., *Medicinalia Arabica*, Göttingen 1966, S. 17 mit weiteren Literaturangaben.

verstehen will, der muß nach Alexandria gehen und die alten Toten dort studieren."[128]

Eine andere Nachricht über seine anatomischen Beobachtungen und Studien ist so lehrreich und interessant, daß wir sie in Übersetzung bringen (ʿAbd al-Laṭīf, *The Eastern Key*, S. 273–277):

The following fact is one of the most remarkable among those I have witnessed. Groups of those who associate with me assiduously to confer with me on medicine, having arrived at the *Treatise on Anatomy* of Galen, had difficulty in understanding me, and to understand that, because there was a great difference[129] between a verbal saying and a seeing of things. Having then learned that there was at Al Maks[130] a hill in which had accumulated a large quantity of human bones, we went there, and we saw a small hill of considerable extent composed of the remains of human corpses. They occupied much of the land, and we estimated there were 20,000 corpses and more than the eye could perceive. They were separated into various classes by reason of their more or less decay.

In considering these corpses we saw the shape of the bones and their joints, fitting them together in their respective proportions and positions, which gave us knowledge not obtainable from books, because the books did not mention them, or because their wording was insufficiently precise for one to form a just idea. Also[131] the idea in the book is contrary to that which we have recognised by inspection, for the best evidence is from feeling rather than from hearing. Although Galen was the first in science to examine and be most careful and exact in what he said and reported, yet the witness of our senses is better than reading Galen. Also he always tries whenever possible to explain his words by an evasion.

For instance, the lower jawbone; all the anatomists agree in saying this jawbone is composed of two bones which are firmely joined near the chin. When I say here all the anatomists, it is as though I say Galen only, for it is he only who has practised personally anatomical operations, and who has made this the particular object of his studies and researches, and who has composed the graeter part

[128] *The Eastern Key*, S. 177. Vgl. Ch. Bürgel, Averroes contra Galenum, S. 279–280.

[129] Wörtl.: „weil die mündliche Unterrichtung (*qaul*) gegenüber dem eigenen Augenschein unzureichend ist."

[130] Eine am Nil liegende Vor- und Hafenstadt von Kairo, das alte Umm Dunain, wo wahrscheinlich die Zolleinnehmer saßen, vgl. Silvestre de Sacy, Relation de l'Egypte, Paris 1810; Schott-Reinhardt, Papyri I, 53ff.; F. Wüstenfeld, Geographie und Verwaltung von Ägypten, Göttingen 1879, S. 75.

[131] Frei übersetzt im Englischen, die arabische Konstruktion kommt nicht klar zum Ausdruck.

of those works of which we possess the principal; the others have not been translated into Arabic.

What I saw of this part of the corpses convinced me that the bone of the lower jaw is all one, with no joint nor suture. I have repeated the observation a great number of times, in over two thousand heads. I have imployed all kinds of means to assure myself of its truth, and I have never seen anything but a single bone. I have been assisted by various different people, who have repeated the same examination, both in my absence and under my eyes and, like myself, they have never seen anything but a single bone, as I have said.

e) *Die wissenschaftliche Diskussion*

Ibn al-Quff benutzt nicht nur die Werke anderer und gibt oft ihre Lehren wieder, sondern er setzt sich mit ihnen auseinander und bringt seine eigene Meinung und Lehre. Das soll an einigen Beispielen besprochen werden. In I, 95 führt er die Lehre Galens an, daß das Auge aus 7 *ṭabaqāt* und 3 *ruṭūbāt* besteht. Was die drei *ruṭūbāt* betrifft (I, 96): „so lehre ich" . . ., und schließlich I, 97: „das ist eine falsche Lehre" (*hāḏā qaul fāsid*).

Im Kapitel über „die Beruhigung des Schmerzes" (I, 209): „. . . Du mußt wissen, daß die Beruhigung auf zwei Arten erfolgen kann, nämlich die wirkliche (*ḥaqīqī*) und die unwirkliche (*ġair ḥaqīqī*). Die erste ist, daß man der den Schmerz hervorrufenden Ursache entgegentritt. In der Naturwissenschaft hat man gelehrt, daß dieser (Schmerz?) entweder die Trennung der Verbindung ist, nach der Lehre des Galen, oder schlechte Konstitution nach der Lehre des Ibn Sīnā oder nur schlechte Konstitution nach der Schulmeinung des Faḫraddīn ibn al-Ḫaṭīb[132] und des Qāḍī Abū l-Walīd ibn Rušd[133]. Wir haben das in unserem Kommentar zu den *Kullīyāt* des *Qānūn* dargelegt[134].

Ausführlich berichtet Ibn al-Quff über die „Anatomie der Arterien" (I, 48–54); er beginnt das Kapitel „Wir lehren: du wirst lernen, daß die rechte Herzkammer mit der Herbeiziehung des Blutes aus der Leber beschäftigt ist, und die linke Kammer den Lebensgeist erzeugt. Die Arterien sind Kanäle für diesen Geist. Deshalb müssen die Arterien von dieser Seite entspringen; jedoch entstehen aus dieser

[132] Gest. 606/1209, vgl. Brock., GAL I², 506; Suppl. I, 920; er hat auch einen Kommentar zu Ibn Sīnā's *Qānūn* geschrieben, vgl. JAU II, 30.

[133] Der Jurist, gest. 520/1126, nicht zu verwechseln mit dem Philosophen, vgl. GAL Suppl. I, 662.

[134] Zu diesem verlorenen Kommentar vgl. hier S. 43.

Seite zwei Gefäße (*ʿirqān*), von denen das eine aus einer einzigen Schicht zusammengesetzt ist; dieses Gefäß ist bei den Ärzten als vena pulmonalis (*aš-širyān al-warīdī*) bekannt ist; denn es ähnelt in seiner Zusammensetzung aus nur einer Schicht den Venen (*aurida*) und den Arterien in seiner Bewegung. Daher erhielt es eine aus ihrer beider Namen zusammengesetzte Bezeichnung. In diesem Kanal gelangt kühle Luft aus der Lunge zum Herzen und die Nahrung für die Lunge vom Herzen zur Lunge.

Über die Zusammensetzung der vena pulmonalis aus einer einzigen Schicht haben die Mediziner drei Ansichten, Bd. I, 48: Die erste ist die Lehre des Asklepiades ... Diese Lehre ist aus zwei Gründen nichtig ... Die zweite Lehre ist die des Aristoteles ... Die Lehre ist nichtig ... Die dritte ist die Lehre des Galen ... Wir dagegen lehren ... Anläßlich der Kauterisation II, 168 spricht er über die Meinungsverschiedenheiten des Galen, des Rāzī und „unsere eigene Lehre" (*wa-llaḏī naqūluhū naḥnu*).

Zuweilen spricht er nicht von seiner Lehre (*qaul*), sondern auch von seiner Schule oder Schulmeinung (*ʿalā maḏhabinā* I, 87). Bei den Ärzten unterscheidet er öfters zwischen *al-mutaʾaḫḫirūn* I, 139, 141, 145 „die Späteren", d.h. die Modernen, meist im Gegensatz zu den alten griechischen (*al-qudamāʾ* II, 123, *al-awāʾil* II, 161) oder *al-aqdamūn* (I, 140) „die Alten". Für die „Modernen" gebraucht er auch *al-muḥdaṯūn* (I, 85).

Bei der Behandlung des Tumors in den Testikeln durch Operation führt Ibn al-Quff aus, daß (II, 212) „die alten griechischen Ärzte die Behandlungsweise aus Furcht vor dem Tode des Patienten ablehnten, aber die modernen unter ihnen behandeln diese Krankheit auf folgende Weise ...".

Im letzten Abschnitt seines Werkes über die Aqrābāḏīn, in dem Ibn al-Quff über die zusammengesetzten Heilmittel spricht, kommt er ausführlich auf die drei bekannten Schulen (II, 223ff.) zu sprechen[135] *aṣḥāb at-taǧriba*, d.h. die Empiriker, *aṣḥāb al-qiyās*, d.h. die Dogmatiker, *aṣḥāb at-ḥiyal*, d.h. die Methodiker, und setzt sich mit ihnen kritisch auseinander (vgl. Ull., S. 98).

Bei der Behandlung weist Ibn al-Quff oft darauf hin, daß man zunächst, bevor man an die Operation geht, versuchen muß, durch Drogen und andere Mittel zu heilen und erst dann, wenn diese nicht helfen, zur Operation schreiten soll.

Bei manchen Krankheiten verbietet der Verfasser chirurgische Eingriffe, z.B. wenn es sich um Krebs handelt, wobei die Geschwulst schwarz, fest und gefühllos ist (II, 198), oder bei ebensolchen Nasen-

[135] Für das Arabische vgl. J. Schacht und M. Meyerhof, *Controversy*, S. 29; Oriens VII (1954), S. 72; Ch. Bürgel, *Adab und iʿtidāl*, ZDMG 117 (1967), S. 96; Ull., S. 98.

geschwülsten, die von Krebs herrühren (II, 193). In derartigen Fällen muß man durch Nahrungsverbesserung, Erfrischungsgetränke und Reinigung des Körpers (Aderlaß, Abführen) die körperliche Konstitution stärken (II, 193, 194). Ebenfalls (II, 199): „Wenn das Zäpfchen eine dunkle oder schwarze Farbe aufweist und kein Gefühl hat, so schneide niemals!". Zuweilen warnt er vor Operationen bei Furunkeln und Abszessen: „Hüte dich vor dem Gebrauch des Messers! Wenn man dabei schneidet, ergießt sich das Blut und der Patient geht zugrunde" (II, 21). Bei anderen rät er dazu, z.B. bei *sal'a*, d. s. Balggeschwüre, die eine Größe von der Kichererbse bis zur Melone haben können und allseitig von einem Beutel umgeben sind (II, 24). Auch bei Skrofulose (*ḫanāzīr*) ist „oft bei der Behandlung die Inzision (*baṭṭ*) notwendig" (I, 150).

Bei der Wasseransammlung im Kopf von Neugeborenen (II, 188) werden drei Möglichkeiten der Behandlung angegeben, aber bei der dritten Art, bei der epiduralen Blutung, darf nicht operiert werden.

Bei dem Nähen von Wunden bespricht IQ vier Arten des Nähens und gibt zum Schluß seine praktische Erfahrung (II, 106): „Die vierte Methode ist auch eine schlechte, weil darin die Wiederholung des Schmerzes für den Patienten liegt. Es gibt nach meiner Meinung keine bessere Methode als die erste (*wa-laisa 'indī waǧh aǧwad mini 'l-auwal*).

Nach der Operation wurde die Wunde getrocknet und ein Heilpulver aufgelegt; es bestand aus indischem Hüttenrauch[136] (*tūtiyā*), 5 Teile, aus Bleiglätte[137] (*martak*), 2 Teile, und aus Schöllkrautwurzel[138]/Schwalbenkraut (*māmīrān*). In anderen Fällen wurde ein mit Essig und Rosenwasser benetzter Lappen (*ḫirqa*) auf die Wunde gelegt. Je nach dem betreffenden Fall, ob es sich um eine Operation von Geschwüren und Geschwülsten, von Sturz-, Fall-, Hieb- und Stichverwundungen, des Schädels und Magens, von Hals-, Nasen- und Ohrenoperationen usw. handelte, wurden Gazestreifen (*fatīla*, pl. *fatā'il*) oder Baumwolle (*quṭna*) benutzt. Dann wurde ein Verband (*'iṣāba* oder *rifāda*) angelegt. Nach einigen Tagen wurde der Verband erneuert. Besonderen Wert legten die arabischen Ärzte auf eine geeignete Diät, die bei IQ II, 106 eingehend beschrieben wird. Vor allem sollte auf die „Reinigung der Natur", d.h. den Stuhlgang, geachtet werden.

Auch für Ibn al-Quff gilt, was az-Zahrāwī, fol. 169a über die Erfindungsgabe des erfahrenen Chirurgen festgestellt hat: „Der

[136] Kircher, Nr. 55. Nach Ibn al-Quff I, 224 trocknet es die Feuchtigkeit der Geschwüre, besonders die krebsartigen.

[137] Kircher, Nr. 231. Nach Ibn al-Quff I, 260 füllt sie die Geschwüre mit Fleisch, trocknet die eitrigen und schmutzigen Feuchtigkeiten, nimmt das Faule aus den Geschwüren und vernarbt sie.

[138] Kircher, Nr. 236.

geschickte Operateur (*ṣāni'*) beurteilt das Seltene nach der Analogie des Häufigen und das, was jetzt vorliegt, nach dem, was früher einmal vorkam, und erfindet eine neue Operationsart und ein neues Instrument bei seltenen Fällen, wenn sie auf diesem Gebiet vorkommen."

Mit dem geistigen Eigentum wurde es nicht genau genommen. Wir würden heute von Plagiaten sprechen. Wenn man genauer die einzelnen Kapitel bei den verschiedenen arabischen Autoren vergleicht, so kommt man zu dem Schluß, daß az-Zahrāwī (gest. 1010) oft fast wörtlich ar-Rāzī (gest. 925) und Ibn al-Quff (gest. 1286) von az-Zahrāwī oftmals abgeschrieben hat, wobei er häufig den Wortlaut etwas geändert oder umschrieben hat. Aber alle diese Autoren weisen eine enge Beziehung zu Paulus von Aegina auf, dessen *al-Kunnāš* „Pandekten" nach Ibn an-Nadīm (S. 293, II, 139) von Ḥunain b. Isḥāq ins Arabische übersetzt wurde (vgl. Leclerc, Médecine Arabe I, 257). Nicht nur in der Anordnung der einzelnen Kapitel, sondern auch in den Operationsmethoden und im Wortlaut finden sich zwischen Paul und az-Zahrāwī, wie M. Tabanelli in seinem Buch *Studi sulla chirurgia Bizantina*, S. 128–135 durch Gegenüberstellung gezeigt hat, oft erstaunliche Übereinstimmungen. Dasselbe gilt in gleichem Maße auch für Ibn al-Quff sowohl in Beziehung auf die Einteilung der Kapitel wie auch auf den Inhalt und Wortlaut. In einigen chirurgischen Kapiteln stimmen Operationstechnik und angewandte Medikamente, z. B. Behandlung des in der Nase wachsenden Fleisches = IQ II, 193 usw. fast wörtlich mit Paulus von Aegina überein (vgl. M. Steinschneider, Die arabischen Übersetzungen aus dem Griechischen, S. 479). Daher haben wir Paulus zum Vergleich in unseren Vorbemerkungen herangezogen. Bei Ibn al-Quff ist allerdings der Name Paulus niemals genannt. Aber ebenso erstaunlich ist, daß, nachdem in den letzten Jahrzehnten ein großer Teil der in orientalischen Bibliotheken befindlichen Handschriften erschlossen ist, keine ins Arabische übersetzte Handschrift des *Kunnāš* ans Tageslicht gekommen ist. Ein arabisches Manuskript aus dem Besitz von Mich. Cantacuzenus hat Albert Haller im Archiv für pathologische Anatomie und Physiologie, Bd. 52, S. 361 genannt, wenn wir ihm Glauben schenken dürfen. Immerhin ist es in Anbetracht der häufigen Zitate und oft wörtlichen Übernahmen überraschend, daß fast nichts in der arabischen Literatur über Paulus von Aegina überliefert und sein Werk im Arabischen unbekannt geblieben ist (s. Ull., S. 86). Mit derartigen Plagiaten scheint es die arabische Medizin nicht genau genommen zu haben[139].

[139] Im europäischen Mittelalter war das nicht viel anders. R. Herrlinger hat in einem Kapitel seines Werkes „*Geschichte der medizinischen Abbildung*", Bd. I,

f) Arabische medizinische Terminologie

Die Übersetzung der arabischen medizinischen Terminologie und ärztlichen Kunstausdrücke stößt auf gewisse Schwierigkeiten. Das Bedürfnis nach Hilfsmitteln zur Erklärung medizinischer Termini des Arabischen stellt sich für jeden, der arabische medizinische Texte liest, ein. Schon Edward G. Browne[140] hat darauf hingewiesen. Die Syrer haben bei der Übernahme die griechischen Wörter[141] meist übernommen, wie sie sie in den Texten vorfanden. Die Araber bemühten sich, die griechischen Kunstausdrücke ins Arabische zu übersetzen. Das ist ihnen oft gelungen, aber nicht immer fanden sie in ihrer Muttersprache, in der die medizinische Terminologie erst in der abbasidischen Periode entwickelt wurde, das passende Äquivalent. Daher haben sie die griechischen Wörter entweder einfach übernommen, umschrieben oder wörtlich ins Arabische übersetzt.

1. Bekanntlich zeigen sich im Arabischen viele Spuren der griechischen Herkunft, wozu die folgenden Beispiele aus Ibn al-Quff noch als Belege dienen mögen:

ūḏīmā, „Ödem" (I, 149): *hāḏihi 'l-lafẓa yūnānīya, wa-tafsīruhā al-waram al-balġamī*: „dieses Wort ist griechisch, und seine Erklärung ist: das aus dem Schleim entstehende Geschwür".

falaġmūnī (φλεγμονή) „Phlegmone" (I, 145): „dieses Wort wurde zuerst in der griechischen Sprache für jede Entzündung (*iltihāb*) angewandt, welche ein Glied befiel, sei es aus schlechter Mischung (*mizāǧ*) oder aus warmer Materie (*mādda*)".

Bei den eiternden Pestbeulen (*ṭawāʿīn*) gibt Ibn al-Quff (I, 148) eine Erklärung des Wortes, das im Laufe der Zeit auf verschiedene Krankheitsbilder angewandt wurde: „Dieses Wort wurde zuerst in der griechischen Sprache auf jedes Geschwür angewandt, welches in den Drüsenorganen (*al-aʿḍāʾ al-ġudadīya*) entsteht, die hinter den Ohren, im Bauch und in der Schamleiste (*urbīya*) auftreten, sei es warm oder kalt. Darauf wurde es spezieller gebraucht und nur auf das warme Geschwür angewandt, das an den erwähnten Stellen auftritt. Dann wurde es spezialisiert und nur als Bezeichnung auf ein solches, das unter den Achselhöhlen (*ibṭ*) entsteht, dann erst auf das Blutgeschwür angewandt".

die Plagiate an Vesal durch Jobst de Negker, Geminus und Baumann, Valvede, Coiter und Platter aufgezeigt.

[140] *Arabian Medicine*, S. 33.

[141] Vgl. A. Schall, *Studien über griechische Fremdwörter im Syrischen*, Darmstadt 1960. Zum Ganzen jetzt Ull., S. 24ff.

Oft aber erklärt Ibn al-Quff seltene, sogar in den arabischen Wörterbüchern nicht belegte Wörter nicht, die schon durch ihre sprachliche Form den griechischen Ursprung verraten:

anūrismā (Text: ayūrismā) (I, 149; II, 21) = Aneurysma, auch Erysipelas

saqīrōs (I, 160; II, 259) = scirrhus (σκίρρος)

qūlūn (häufig) = κόλον

kīlōs (I, 54; 114, 115, 118) = χυλός

ġānġrānā (I, 140, so stets statt *ġānġrāyā* d. Textes) = γάγγραινα

saqāqulus (I, 140, 141) = *maut al-ʿuḍwi* „Tod des Körperglieds".

Die Ableitung des Wortes nach Vullers II, 303 aus χώλωσις ist kaum möglich, es ist vielmehr abzuleiten aus σφάκελος „Brand eines Gliedes". Denn bei Phlegmone, die aus schlechter, heißer Mischung ohne Materie entsteht und bei der die Hitze stärker wird, entsteht der Tod des Gliedes. Vgl. auch P. Richter, Archiv 118, S. 200.

Aus dem Griechischen übernommene Wörter sind ins Arabische eingedrungen und haben Heimatrecht erlangt; sie werden mehr als Lehnwörter[142] betrachtet und haben besonders unter den Gelehrten eine weite Verbreitung gefunden, z.B. *balġam* = φλέγμα, Schleim; *kīmūs* = χυμός; *kīlūs* = χυλός; *qaulanǧ* „Kolik" infolge des Verschlusses des *qūlūn* = κόλον; *qīfāl* = (φλὲψ) κεφαλική; *bāsilīq* = (φλὲψ) βασιλική.

Griechische Wörter werden in arabischem Munde zuweilen umgebildet und erhalten in arabischer Aussprache einige Lautveränderungen. Da wir im Gegensatz zu den griechischen Wörtern im Aramäischen, Armenischen, Jüdischen, Koptischen, Persischen und Türkischen keine Spezialuntersuchung für das Arabische kennen, stellen wir im folgenden einige Beobachtungen zusammen:

Doppelkonsonanz am Anfang eines Wortes (vgl. Brockelmann, *Arabische Grammatik*, § 7a) erhält einen Vorschlagsvokal, z.B. *usṭuḫūdūs* (I, 212) > στοιχάδος. Zuweilen wird Doppelkonsonanz am Anfang durch einen Zwischenlaut aufgelöst, z.B. *falaġmūnī* > φλεγμονή, *farāsiyūn* (I, 253) > πρέσιον.

Das griechische π erscheint in doppelter Form: es wird meist vor a, o, u zu b; aber vor e, i und vor Konsonanten zu f, z.B. *afiyūn* > ὄπιον (I, 211); *kamāfītūs* (I, 258) > χαμαίπιτυς, *afsantīn* > ἀψίνθιον, (*iyāriǧ*) *fīqarā* > ἱερα πικρά (I, 212). Manchmal wird griechisch χ, das

[142] Ob ein Wort Lehn- oder Fremdwort ist, wie es C. Brockelmann für die griechischen Wörter im Armenischen zu bestimmen versuchte (ZDMG 47, 1893, S. 1–42), ist nach dem vorliegenden Material schwer zu entscheiden.

oft im Arabischen mit dem ḫ wiedergegeben wird, zu q oder k, z. B. *qalqadīs* (I, 254) > χαλκῖτις; *qulquṭār* > χαλκάνθη; χυμός > *kīmūs* oder *kamāfītus* > χαμαίπιτυς. Diese Aussprache geht auf die Vermittlung des Syrischen zurück, wo Kâph frikative und explosive Aussprache haben kann. Andere Wörter sind aus dem griechischen Genitiv abzuleiten, z. B. *usṭuḫūdūs* aus dem Genitiv στοιχάδος, zum Nominativ στοιχάς, vgl. J. Löw, Aram. Pflanzennamen, S. 272; *hibuqistīdis* aus ὑποκιστίδος zum Nominativ ὑποκιστίς.

Auf weitere linguistische Fragen, zu denen auch G. Hoffmann, *Syrisch-arabische Glossen*, Kiel 1886, hinzugezogen werden sollten, kann hier nicht eingegangen werden, da sie einer eingehenden Behandlung bedürfen.

2. Viele Benennungen sind direkte Übersetzungen aus dem Griechischen, z. B. *bawwāb* = πυλωρός; *al-mi'ā al-iṯnā'ašari* = δωδεκαδάκτυλος (ἔκφυσις); *al-mi'ā al-mustaqīm* = ἀπευδυσμένον (ἔντερον); *al-'aẓm al-lāmī* = λα(μ)βδοειδὲς ὀστοῦν; *al-'aẓm al-ḥaǧarī* = λιθοειδὲς ὀστοῦν; *bārīṭawun* = περιτόναιον; *dūda* = vermis cerebelli; *birka* = infundibulum. Reine Übersetzungen aus dem Griechischen sind z. B. auch die vier Stadien der Krankheiten, die Ibn al-Quff I, 141 behandelt:

ibtidā'	Anfang	= ἀρχή
tazaiyud	Anwachsen, Zunahme	= ἀνάβασις
intihā'	Höhepunkt	= ἀκμή
inḥiṭāṭ	Niedergang	= κατάβασις,

oder anatomische Ausdrücke wie:

al-ġišā' ar-raqīq	= ἡ λεπτὴ μῆνιγξ
al-ġišā' al-ġalīẓ	= ἡ παχεῖα μῆνιγξ
al-ġišā' al-laiyin	= ἡ μαλακὴ μῆμιγξ
al-ġišā' aṣ-ṣalb	= ἡ σκληρὰ μῆνιγξ
buṭūn ad-dimāġ	= αἱ κοιλίαι τοῦ ἐγκεφάλου
al-baṭn ar-rābi'	= ἡ τετάρτη κοιλία
al-ġuḍrūf at-tursī	= ὁ θυρεοειδὴς χόνδρος.

Manchmal werden die Krankheiten durch Metaphern oder Umschreibungen erklärt wie:

dā' al-fīl	= ἡ ἐλεφαντίασις
dā' aṯ-ṯa'lab	= ἡ ἀλωπεκία(σις)
dā' al-asad	= ἡ λεοντίασις
dā' al-ḥaiya	= ἡ ὀφίασις
ḏāt al-ǧanb	= ἡ πλευρῖτις
ḏāt ar-ri'a	= ἡ πλευμονία (πνευμονία).

Die Bezeichnungen für die Augenheilkunde sind, wie bei den anderen arabischen Medizinern, auch bei Ibn al-Quff reine Übersetzungen aus dem Griechischen:

ṭabaqa ṣulbīya	=	σκληρὸς χιτών
ṭabaqa ʿinabīya	=	ῥαγοειδὴς χιτών
ṭabaqa mašīmīya	=	χοριοειδὴς χιτών
ṭabaqa šabakīya	=	ἀμφιβληστροειδὴς χιτών
ṭabaqa ʿankabūtīya	=	ἀραχνοειδὴς χιτών
ṭabaqa qarnīya	=	κερατοειδὴς χιτών
ṭabaqa multaḥima	=	ἐπιπεφυκώς χιτών.

Besonders reich sind die botanisch-pharmazeutischen Benennungen und Medikamente, bei denen zwar die überwiegende Mehrheit persischen Ursprungs ist, aber auch die Anzahl der Wörter griechischer Herkunft ist nicht gering, wie einige Beispiele aus Ibn al-Quff zeigen:

afiṯīmūn	Cuscuta Epithymum	=	ἐπίθυμον
afrubīyūn	Euphorbium	=	εὐφόρβιον
usṭūḫūdūs	Lavandula Stoechas	=	στοιχάς (gen. -άδος)
ayāriǧ fīqrā	Bitterarzenei	=	ἱερὰ πικρά
afsintīn	Absinth	=	ἀψίνθιον
āsārūn	Asarum	=	ἄσαρον
afiyūn	Opium	=	ὄπιον
zarnīḫ	Arsenik	=	ἀρσενικόν
farbiyūn	Euphorbium	=	εὐφόρβιον
faṭrāsāliyūn	Petersilie	=	πετροσέλινον
fandādīqūn	Pendadikon	=	πενδάδικον
qāqīyā	Akaziensaft	=	ἀκακία
qanṭūriyūn	Tausendgüldenkraut	=	κενταύριον
qalqadīs	Weißer Vitriol	=	χαλκῖτις
qusṭ	Costus	=	κόστος
maṣṭikā	Mastix	=	μαστίχη
kamāfītūs	Ajugasamen	=	χαμαίπιτυς

Es ist eigentlich verwunderlich, daß die arabische Literatur, die so viele Spezialwörterbücher für die verschiedenen Gebiete des Wissens aufzuweisen hat, kaum ein eigentliches medizinisches Wörterbuch, soweit wir wissen, hervorgebracht hat, abgesehen von den pharmazeutischen. Das einzige uns bekannte und im Druck vorliegende Werk ist das *Mufīd al-ʿulūm wa-mubīd al-humūm*, nämlich *Tafsīr al-alfāẓ aṭ-ṭibbīya wal-luġawīya al-wāqiʿa fī l-Kitāb al-Manṣūrī* des Aḥmad b. Muḥammad al-Ḥaššā' (vgl. GAL² I, 647), der unter dem ersten Hafsiden Abū Zakarīyā' Yaḥyā (625/1228–647/1249) in Tunis lebte.

Es handelt sich also um ein arabisches Spezialwörterbuch zu dem bekannten *Kitāb al-Manṣūrī* des Rāzī, das in der lateinischen Übersetzung des Gerhard von Cremona unter dem Titel *Liber Almansoris* (oder *ad Almansorem*) verschiedentlich gedruckt worden ist[143]. Das Glossar dazu wurde unter dem Titel: *Ibn al-Ḥachha, Glossaire sur le Manṣūrī de Razes* von Gabriel S. Colin et H. P. J. Renaud, Rabat 1941 (= Collection de Textes Arabes publ. par l'Institut des Hautes-Études Marocaines, Vol. XI) herausgegeben und war bereits nach der Leydener Handschrift 331, 5 (Catalogue III, 256) von Dozy für sein *Supplément aux dictionnaires arabes* ausgewertet worden. Bei Ḥāǧǧī Ḫalīfa findet sich im *Kašf aẓ-Ẓunūn* (Edition Flügel VI, 12640, Ausgabe Istanbul II, 490) eine Notiz darüber. Ibn al-Ḥaššā' gibt eine Erklärung der im *Kitāb al-Manṣūrī* vorkommenden medizinischen und pharmazeutischen Termini technici.

Ein anderes, aus dem Jahre 924/1518 stammendes Werk ist oft handschriftlich (vgl. z.B. den Katalog von Bankipore, Vol. XX, Nr. 1918) vorhanden und von Hakeem Abool Mugad, Calcutta 1830 herausgegeben. Sein Verfasser ist Muḥammad b. Yūsuf al-Herewī, und es trägt den Titel: *Baḥr al-ǧawāhīr fī taḥqīq al-muṣṭalaḥāt aṭ-ṭibbīya*[144], „*Meer der Edelsteine zur Identifizierung der medizinischen Termini*".

Ganz anders dagegen liegen die Verhältnisse im mittelalterlichen Abendland, das seinerseits wiederum das arabische Erbe übernommen hat. In den lateinischen Übersetzungen der arabischen medizinischen Schriften, die bis zum 16. Jahrhundert die Grundlage des medizinischen Studiums bildeten, findet sich eine große Zahl von arabischen Wörtern, die einfach in latinisierter Form in den lateinischen Text übernommen wurden. Daß die Wörter oft bis zur Unkenntlichkeit entstellt wurden, liegt auf der Hand. Schon E. G. Browne[145] hat dafür einige Beispiele zusammengestellt: "Thus the coccyx is named in Arabic *ʿuṣʿuṣ* . . . or, with the definite article, *al-ʿuṣʿuṣ*, which appears in the Latin version as *alhosos*; *al-qaṭan* . . . the lumbar region, appears as *alchatim*; *al-ʿjuz* or *al-ʿajiz* . . ., the sacrum, variously appears as *alhauis* and *al-hagiazi*; and *an-nawājidh* . . ., the wisdom—teeth, as *nuaged* or *neguegidi* . . ."[146].

Nun hat sich aber im Abendland schon bald das Bedürfnis nach Wörterbüchern eingestellt. Bereits der Ausgabe des *Liber regius* von

[143] Vgl. D. Campbell, *Arabian Medicine and its influence on the Middle Ages*, Bd. I, 66–68.

[144] Vgl. auch Brockelmann, GAL Suppl. II, 592.

[145] *Arabian Medicine*, S. 34.

[146] Vgl. auch G. Rath, *Die arabischen Nomina Anatomica in der lateinischen Canonübersetzung*, in: Avicenna Commemoration Volume, Calcutta 1956, S. 229–224 sowie ders., *Eigenes und Übernommenes in Avicennas Anatomie*, in: Ärztliche Forschung, 3. Jhg., Heft 1, S. 1–6 (10. Jan. 1949).

ʿAlī b. al-ʿAbbās (1523) wurde ein Verzeichnis der Synonyme und der Ausgabe von Avicennas *Opera in re medica* (1564) wurden zwei Wörterbücher beigefügt[147].

Aus diesen Anfängen entstanden dann im 16. Jahrhundert eine Reihe von medizinischen Wörterbüchern, von denen nur vier aufgeführt werden sollen:

1. Henri Etienne II (gest. 1598) Dictionarium medicum, vel, expositiones vocum medicinalium, ad verbum excerptae ex Hippocrate, Aretaeo, Galeno ... Cum Latina interpretatione, Paris 1564.

2. Joh. Gorraeus, *Definitiones medicae*, Paris 1564 (Neudrucke 1578, 1601, 1622).

3. Antinous Foesius, *Oeconomia Hippocratis Alphabeti serie distincta*, verfaßt 1588, gedruckt Genf 1662.

4. Barth. Castellus (Messinensis), *Lexicon medicum graeco/latinum*, Venedig 1607. Das Werk wurde verschiedentlich neuaufgelegt, so z. B. von dem Altdorfer Professor I. B. Bruno, mit *Mantissa nomenclaturae medicae hexaglottae* (d.i. lateinisch, griechisch, arabisch, hebräisch, französisch, italienisch), Nürnberg 1682.

Damit sind wir aber schon weit von dem eigentlichen Thema abgekommen. Für nähere Einzelheiten verweisen wir auf Julius Hirschberg, *Entwicklungs-Geschichte der augenärztlichen Kunst-Ausdrücke* (als Anhang zur *Geschichte der Augenheilkunde*, in: Handbuch der gesamten Augenheilkunde, 2. Aufl., Bd. 15, Berlin 1917).

Hier führt Hirschberg[148] die Entwicklungs-Geschichte der augenärztlichen Kunst-Ausdrücke und medizinischen Wörterbücher vor, wobei er aber den engen Rahmen überschreitet und auch das allgemeinmedizinische Gebiet behandelt.

Als Wörterbücher für Anatomie seien genannt:

1. Josef Hyrtl, *Das Arabische und Hebräische in der Anatomie*, Wien 1879; Neudruck Wiesbaden 1966.

2. Adolf Fonahn, *Arabic and Latin Anatomical Terminology*, Kristiania 1922.

3. Max Simon, *Sieben Bücher Anatomie des Galen*, Leipzig 1906.

4. P. de Koning, *Trois Traités d'anatomie arabe*, Leiden 1903.

Sonstige Spezialwörterbücher und Glossare sind in Einzeluntersuchungen enthalten, die im Literatur-Verzeichnis aufgeführt sind. Es seien hier nur einige namentlich genannt:

[147] Vgl. H. Schipperges, *Die Assimilation*, S. 95.

[148] Übrigens hat Julius Hirschberg eine kurze literarische Übersicht bei der Besprechung von W. Guttmann, *Medizinische Terminologie*, im Zentralblatt für prakt. Augenheilkunde, 41. Jhg., 1917, S. 152–154 gegeben.

1. Gabriel Colin, *La Teḏkira d'Abû 'l-'Alâ'*, Paris 1911 (Index des mots techniques, p. 69–78).

2. Ibn al-Hashsha, *Glossaire sur le Manṣūrī de Razes*, Rabat 1941.

3. A. Z. Iskandar, *Rhazes' Clinical Experience: New Material*, in: Mašriq 56 (1962), S. 217–264 (alphabetisches Verzeichnis der medizinischen Termini S. 265–282).

4. Max Meyerhof, *The Book of the Ten Treatises on the Eye ascribed to Ḥunain Ibn Isḥāq* (809–877 A. D.), Cairo 1928 (Glossary of Medical Terms S. 172–207, Names of Drugs S. 208–227).

5. Max Meyerhof, *'Alī aṭ-Ṭabarī's Paradise of Wisdom*, Isis 16 (1931) (Glossar S. 47–54).

6. Max Meyerhof, *al-Morchid fi'l-Kohhl, ou Le Guide d'Oculistique*, ouvrage inédit de Mohammad b. Qassoūm al-Ghâfiqî . . ., Barcelona 1933.

7. Paul Sbath et M. Meyerhof, *Le Livre des Questions sur l'Oeil de Honain Ibn Ishāq*, Kairo 1938 (S. 133–140 Glossaire des Termes Médicaux).

8. Ernst Seidel, *Die Medizin im Kitāb mafātīḥ al-'ulūm*, in: Sitz.-Berichte der Physik. Medizin. Sozietät in Erlangen, 47 (1915), S. 1–19.

9. Ernst Seidel, *Mechithar, des Meisterarztes aus Her ‚Trost bei Fiebern'*, Leipzig 1908 (Wörterverzeichnisse S. 296–308 und besonders die Anmerkungen S. 111–253).

10. B. R. Sanguinetti, *Quelques chapitres de médecine et de thérapeutique arabe*: JA 6, VII (1866) S. 289–328.

11. Muhammad Zubayr Siddiqi, *Studies in Arabic and Persian Medical Literature*, Calcutta 1959 (Appendix 2 "Medicaments"; Appendix 3 "Arabic Medical Terms").

12. G. P. Sobhy, (ed.) *The Book of al Dakhîra* (von Ṯābit b. Qurra) Kairo 1928 (Glossary p. 1–43). Dazu J. Schleifer, in OLZ 39 (1936) u. Islam 24 (1937).

13. Joseph von Sontheimer, *Nachricht von einer arabisch-medicinischen Handschrift, vermutlich des Ibn Dschazla*, in: Janus, Bd. II, 1847 (Medizin. Ausdrücke nach Ibn Ǧazla) S. 249–272.

Mit diesen Spezial-Glossaren ist aber der medizinische Wortschatz noch keineswegs erschöpft. Es wäre nötig, anhand von einzelnen medizinischen Werken die Fachausdrücke zu sammeln, ihre Bedeutung aus dem Inhalt und Zusammenhang festzustellen und in Glossaren zusammenzustellen, wozu M. Meyerhof die besten Vorarbeiten geleistet hat. Zum Ganzen jetzt Ull., S. 234—241.

g) Instrumente

Für seine Operationen benötigt der Chirurg ein eigenes Instrumentarium, welches auch nach den Ḥisba-Vorschriften verlangt wird. Bei den Operationen nennt Ibn al-Quff fast immer die benötigten Instrumente. Alle seine Instrumente hatten ihren besonderen technischen Namen, aber genau beschrieben oder abgebildet sind sie von Ibn al-Quff nicht. Überhaupt sind uns nur ganz wenige arabische Werke mit Abbildungen von Instrumenten bekannt. Zuerst hatte al-Maǧūsī, der mittelalterliche „Haly Abbas", in seiner 19. Abhandlung über Chirurgie auch Instrumente abgebildet; aber durch seine Abbildungen berühmt geworden ist Abū l-Qāsim az-Zahrāwī[149]. Ein Teil der Instrumente ist in einfachen Nachzeichnungen von Johannis Channing (1778) und Lucien Leclerc (1872) veröffentlicht worden. Nur die gynäkologischen und geburtshilflichen Instrumente nach Abū l-Qāsim hat Martin S. Spink[150], und die Instrumente der arabischen Augenärzte hat Julius Hirschberg in seiner *Geschichte der Augenheilkunde bei den Arabern* (Leipzig 1905) behandelt. Nachdem A. Süheyl Ünver auf die Illustrationen[151] in dem chirurgischen Werk des Şerefeddin hingewiesen hatte, das eine türkische Übersetzung und Kompilation des Zahrāwī ist, haben Pierre Huard und Mirko Drazen Grmek in ihrem Buch *Le Premier Manuscrit Chirurgical Turc redigé par Charaf ed-Din* (1465) 140 Abbildungen veröffentlicht. Bemerkenswert ist, daß hier nicht nur die Instrumente als solche, wie das im Berliner Manuskript des az-Zahrāwī der Fall ist, wiedergegeben sind, sondern auch der Arzt, der das Instrument gebraucht, und der Patient, dessen Stellung oft von vorn und hinten gezeigt wird.

Wir wollen hier die kolorierten Zeichnungen der Instrumente nach az-Zahrāwī aus seinem *Taṣrīf li-man ʿaǧiza ʿani 't-ta'līf* nach der schönen Handschrift Ms. orient. arab. 91[152], die in der 30. Abhandlung die chirurgischen Instrumente enthält, bringen[153].

[149] Mohammed Subhi Abu Ganima, *Abu'l-Kasim, ein Forscher der arabischen Medizin*, Med. Diss. Berlin 1929; Semi Khalaf Hamarneh and Glenn Sonnedecker, *A Pharmaceutical View of Abulcasis al-Zahrawi, in Moorish Spain*, Leiden 1963 (= Janus, Suppl. V).

[150] *Arabian Gynaecological, Obstetrical and Genito-Urinary Practice, illustrated from Albucasis*, in: Proc. of the Royal Soc. of Medicine, Vol. 30 (1937), S. 653–670; Amin A. Khairallah, *Arabic Contributions to Anatomy and Surgery*, in: Annals of Medical History, 3. Ser., Vol. IV (1942), S. 409–415; Abdul Salam Schahien, *Die geburtshilflich-gynäkologischen Kapitel aus der Chirurgie des Abulkasim*, Med. Diss. Berlin 1937.

[151] A. Süheyl Ünver ve Hüseyin Usman, *Meşhur Arab Cerrahi Ebülkasimi Zahravi ve onun Kitabül Čerrahiyesi*, Istanbul 1935 (mit einem Dutzend Abbildungen).

[152] Vgl. Ahlwardt, Die Handschriftenverzeichnisse der königlichen Bibliothek in Berlin. Verzeichnis der arabischen Handschriften von W. Ahlwardt,

Diese arabischen Instrumente des Zahrāwī haben einen großen Einfluß auf das mittelalterliche Europa[154] ausgeübt und liegen in lateinischen Ausgaben (Venedig 1497, 1500; Straßburg 1532; Basel 1541) vor. In seinem Werk *Beiträge zur Geschichte der Chirurgie im Mittelalter*, Leipzig 1918, hat sich Karl Sudhoff mit diesen Instrumenten in der europäischen Überlieferung beschäftigt. Sowohl die Texte wie auch die Instrumente zeigen nicht nur eine große Ähnlichkeit mit den arabischen, sondern eine direkte Abhängigkeit von diesen. Es würde den Rahmen dieser Arbeit übersteigen, die Abhängigkeiten zu verfolgen und darzustellen. Ein Blick in Sudhoffs Beiträge zeigt das deutlich. Die Abhängigkeit der Instrumente erkennt man, wenn man die Abbildungen in Sudhoffs Tafeln vergleicht. Es besteht wohl kein

Bd. V, Nr. 6251; siehe auch GAL, Suppl. I, 425. Ganz verschiedenartig ist die Übersetzung des Titels. Zuletzt hat R. Sellheim (Sudhoffs Archiv **49**, 1965, S. 210) ihn wiedergegeben mit „*Vademecum für Leute, welche nicht dazu in der Lage sind, ein solches Buch zu schreiben*". Hamarneh (A Pharmaceutical View, p. 37) gibt keine Übersetzung, sondern umschreibt nach Zahrāwī's Einleitung „*a Daily guide and a manual to be used, referred to and relied upon, by his students and by practitioners*". Wüstenfeld unglücklich „*concessio ei data, qui componere haud valet*", besser Flügel „*Das Buch der vielseitigen Anweisung für Leute, welche der (anderen) Werke über die Heilkunst nicht habhaft werden können*", Rosen „*l'indépendance donnée à celui qui n'a pas sous la main d'autre ouvrages de médecine*". Auch Leclerc gibt eine neue Übersetzung, nachdem er die früheren kritisiert hat (Histoire de la med. arabe I, 440–441) „*La Pratique (ou bien Présent) à qui ne peut recueillir (une collection médicale complete)*." G. Strohmaier, OLZ 62 (1967), Sp. 482 „*Buch der Zuneigung (des medizinischen Wissensstoffes) an denjenigen, der (ihn sich) nicht (selbst) zusammenstellen kann*". Auf die Umschreibungen des Titels in den von Nicht-Orientalisten verfaßten Lehrbüchern der Geschichte der Medizin (z. B. H. Haeser, Lehrbuch der Geschichte der Medicin, Jena 1875, S. 578); F. H. Garrison, An Introduction to the History of Medicine (4. Aufl. Philadelphia 1929, S. 131) u. a. braucht man nicht einzugehen. Man muß berücksichtigen, daß die Wörter *taṣrīf* und *ta'līf* in Antithese stehen und eine literarische Ausdrucksform bilden; *taṣrīf* ist „Formenlehre" (Deklination, Konjugation) in der Grammatik, *ta'līf* „Abfassung" von Schriften, wörtl. „Buch der Formenlehre (hier symbolisch: Grundlagen der Medizin) für die, welche selbst kein Buch darüber verfassen können".

153 Aus dieser Handschrift wurden schon einige Proben von Instrumenten geboten, ohne daß sie allerdings näher beschrieben wurden: vgl. Sami Khalaf Hamarneh, *A Pharmaceutical View*, S. 52–53, die geburtshelferischen Instrumente, die außerhalb unserer Arbeit liegen, die auf Tafel 11, 12, 13 (zwischen S. 52 und 53), dazu S. 160 wiedergegeben sind: ferner Hamarneh, *Drawings and Pharmacy in al-Zahrāwī's 10th Century Surgical Treatise*: Contributions from The Museum of History and Techniology, Smithsonian Institution, Washington 1961, Paper 22, pp. 81–94. Schipperges, *Schmerzbekämpfung in der arabischen Chirurgie*, Therapeutische Berichte 35, 1963, S. 89–93.

154 Vgl. D. Campbell, *Arabian Medicine and its Influence on the Middle Ages*, Vol. I, 88 und Moh. Subhi Abu Ganima, *Abu'l-Kasim, ein Forscher der arabischen Medizin*, Med. Diss. Berlin 1929, bes. S. 8–11: Wirkung Abu'l-Kasims auf die mittelalterliche Chirurgie.

Zweifel, daß die Instrumente damals im Morgen- und Abendland „international" gewesen sind; sie gehen wahrscheinlich auf die alte Tradition der Schule von Alexandria zurück. Ein vergleichendes Studium würde nach unserer Meinung zu diesen Ergebnissen führen[155]. Wenn man überdies die Arbeiten von Girindranath Mukhopadhyaya[156] heranzieht, muß noch ein anderes Element, nämlich der Anteil aus dem Osten, berücksichtigt werden. Alle diese Fragen erfordern indes ein besonderes vergleichendes Studium, das uns fern liegt. Hier soll, wie im Vorwort ausdrücklich angegeben, nur ein arabisches chirurgisches Werk in Übersetzung dargeboten werden.

Im folgenden wollen wir die bei Ibn al-Quff vorkommenden Instrumente, denen wir noch einige weitere hinzufügen, in alphabetischer Reihenfolge nach den Originalabbildungen der Hs.[157] behandeln:

āla	„Instrument" im allgemeinen. Oft werden Instrumente nicht mit dem technischen Namen genannt, sondern umschrieben.
āla šabīha bi-waraq al-ās	ein dem Myrtenblatt ähnliches Instrument, I Q II, 193; Meyerhof, *Muršid* S. 29.
āla šabīha bis-sikkīn	ein dem Messer ähnliches Instrument, I Q II, 190, 198.
al-ālat 'allatī tušbihu ṣ-ṣaulağān	das Instrument, das dem Schläger beim Polospiel ähnlich ist, I Q II, 104.
āla šabīha bil-asinna	ein zahnförmiges Instrument, I Q II, 190.
āla šabīha bil-miqaṣṣ	ein der Schere ähnliches Instrument, I Q II, 199.
ğift	„Pinzette, Kneifzange", kommt sehr häufig vor. Die Herausgeber des Textes von Ibn al-Quff haben das Wort nicht verstanden, denn sie drucken

155 John Stewart Milne, *Surgical instruments in Greek and Roman times*, Oxford 1907; C. J. S. Thompson, *The evolution and development of surgical instruments*, in: British Journal of Surgery 1937–1938.

156 *The surgical instruments of the Hindus with a comparative study of the surgical instruments of the Greek, Roman, Arab and the modern European surgeons*, Calcutta 1913; ders., *The Tibetan surgical instrumenta*, in: Journal of Ayrveda, Calcutta, Juli 1935; ders., *The surgical instruments of the Hindus*, Calcutta 1919.

157 Nach der lateinischen Übersetzung sind die Instrumente zuletzt von Mario Tabanelli, *Albucasi, un chirurgo arabo* . . ., Florenz 1961, in Reproduktionen veröffentlicht worden. Allerdings kommen sie nur undeutlich zur Wiedergabe, außerdem sind sie nicht mit Namen genannt und beschrieben.

immer *ḥaqab,* z.B. II, 191, 3; 191, 18; 201, 2 v.u.; 210, 5 v.u. Ein solches Wort gibt es aber nicht für ein chirurgisches Instrument. Schon bei Freytag, *Lexikon* I, 28b ist es mit instrumentum chirurgicum belegt. Vgl. ferner Dozy I, 200a (vgl. dazu Fleischer, *Kl. Schriften* II, 492). Auch im modernen Arabischen ist es bekannt, vgl. Wehr, *Arab. Wörterbuch,* S. 114. Das Wort ist türkischen Ursprungs und bedeutet „Paar", also sind die beiden Greifglieder der Zange gemeint. Im Türkischen gibt Kélékian, *Dictionnaire Turc-Français,* Istanbul 1911, S. 471 die Bedeutung „pincette". Vgl. auch Kieffer-Bianchi, *Dictionnaire Turc-Français,* Paris 1835, Bd. I, 380. Das Wort fehlt bei Enno Littmann, *Türkisches Sprachgut im Ägyptisch-Arabischen* (in: Westöstliche Abhandlungen, Festschrift Rudolf Tschudi, Wiesbaden 1954). In den lateinischen Übersetzungen wird das Wort lateinisch mit volsella oder arabisch: „cum gefti i.e. kizigarolis subtilibus" wiedergegeben. Bei S. Hamarneh, *Drawnings and Pharmacy in al-Zahrāwī's 10th Century Surgical Treatise,* S. 86, Figur 7, findet sich eine schöne Abbildung. Unterarten sind: *ǧift laṭīf* „eine feine Pinzette" und *ǧift mirwadī* „eine griffelförmige Pinzette" I Q II, 210 (Fig. 1).

ḥadīd — wörtl. „Eisen", allgemein gebraucht für „Messer" zur Operation; *al-ʿamal bil-ḥadīd* „die Operation mit dem Messer", I Q II, 190.

ibra — „Nadel", z.B. I Q II, 193; II 105 zum Nähen der Wunden. Ausführlich wird das Nähen der Wunden mit Fäden auf vier Arten beschrieben. Die Nadel ist an der Spitze durchlöchert wie die Schuhmachernadel (Fig. 2, wo sie *misbar* „Wundsonde" genannt wird).

kalbatāni — „Zange" I Q II, 136, 196, 210; *kalbatāni mibradīyat ar-ra's* mit einer Feile an der Spitze II, 132, 133. Zange zum Herausziehen der Pfeile; die beiden Hälften an der Spitze gleichen dem Schnabel eines Vogels (Fig. 3, wo *kalābīb,* wohl für *kalālīb,* vgl. Dozy II, 481b, steht).

kullāb — Zange zum Zähneziehen I Q II, 196.

mibḍaʿ „Seziermesser, Lanzette“ ist eines der gewöhnlichsten Instrumente: I Q II, 197, 199. Es gibt folgende Arten:

m. mudawwar ar-ra's mit abgerundeter Spitze;

m. mu'arrab mit obliquer Spitze;

m. ḥādd qawī ǧiddan eine scharfe, sehr starke Lanzette, I Q II, 205 (Fig. 7);

m. raqīq schlanke Lanzette, I Q II, 206;

m. laṭīf feine Lanzette, I Q II, 192, 198, 206;

m. daqīq laṭīf eine feine, dünne Lanzette, I Q II, 191 (Fig. 8);

m. ʿarīḍ eine breite Lanzette, I Q II, 212, 214 (Fig. 9);

m. ġalīẓ ʿārīḍ eine dicke, breite Lanzette wie ein Myrtenblatt, I Q II, 216 (Fig. 10) oder olivenförmig (Fig. 11).

mibrad „Feile“.

miǧrad chirurgisches Kratz- und Schabinstrument, I Q II, 195; es wird aus indischem Eisen hergestellt, ist rauh an der Spitze und rund wie ein Dirham (Fig. 12 und 13), der wie eine Feile ganz fein graviert wird; es gibt verschiedene Formen mit einer breiten Seite (Fig. 14) oder ausgehöhlt (Fig. 15) oder dünn und fein (Fig. 16). Die anderen Arten zeigen die Fig. 17, 18, 19. Bei Hamarneh, *Bibliography*, Tafel 5 sind drei weitere Formen abgebildet.

miḥǧama Schröpfkopf, I Q II, 144; es gibt drei Arten: groß, mittel und klein, vgl. Fig. 20.

mikwāt „Kauterisiereisen“

m. mismārīya „nagelähnliches Kauterisiereisen“ I Q II, 166, 169, 172; so genannt, weil der Kopf die Form eines Nagels hat, vgl. Fig. 21;

m. zaitūnīya ein „olivenförmiges Kauterisiereisen“ I Q II, 165, 171, 172, vgl. Fig. 22;

m. zaitūnīya mutawassiṭa ein mittleres olivenförmiges, vgl. Fig. 23;

m. an-nuqṭa „Kauterisiereisen" das *nuqṭa*, „Punkt" genannt wird, I Q II, 164, 172, vgl. Fig. 24;

m. sikkīnīya ein „messerartiges Kauterisiereisen", vgl. Fig. 25; dasselbe, nur in klein, Fig. 26;

m. hilālīya ein „halbmondförmiges Kauterisiereisen", vgl. Fig. 27.

miḥašš ein „Sichel-Instrument", mit dessen Spitze geschnitten wird, I Q II, 193

milʿaqa „Löffel" zum Zurückdrücken der Zunge, vgl. Fig. 28; er ist aus Silber oder Kupfer hergestellt;

m. laṭīfa feiner Löffel, I Q II ,192.

Ein anderes Instrument dient zum Einführen von Arzneien; es ist ein am oberen Teil löffelförmiges Instrument, welches eine Höhlung wie die eines Löffels hat, in die der Arzt die Arznei gibt; er legt das Instrument mit der Arznei auf das Zäpfchen, wobei sich der Patient auf die Seite legt, so daß der Speichel aus seinem Mund herausfließt, damit nichts davon in seine Kehle kommt, weil das schädlich für ihn ist (Fig. 29).

mīl (gr. μήλη) „Sonde"; es gab verschiedene Größen und Typen. Die lange, aus Eisen hergestellte, diente zum Brennen der Drüsen und der Schwellungen in der Kehle. Die kleinere, feinere Form wurde von Augenärzten gebraucht. Auch eine löffelförmige Sonde (*mīl šabīh bil-milʿaqa*) war im Gebrauch.

minǧal wörtl. „Sichel" ist ein kleines sichelförmiges Messer, I Q II, 136; *Muršid,* S. 33 „serpette".

minqāš wörtl. „Meißel" ist eine „Zange" (engl. forceps), mit der Fremdkörper aus Nase und Ohr entfernt werden, I Q II, 136, 195.

minšār „Säge", die für Amputationen und große Knochen gebraucht wurde, Fig. 30; andere Formen Fig. 31 und 32.

m. laṭīf feine Säge, I Q II, 135;

m. ḫaiṭī — Fadensäge, I Q II, 193, die ein feinerer, sehr scharfer Typ dieser Säge ist.

miqaṣṣ — „Schere" I Q II, 191, 199; *miqaṣṣ ṣaġīra* „kleine Schere" (Fig. 4, 5, 6).

miqdaḥ — „Starnadel" vgl. Fig. 33 und 34;
m. muǧawwaf — hohle Starnadel, *Muršid*, S. 155.

miqṭa' — „Schneideinstrument" zum Amputieren der Knochen, vgl. Fig. 35, 36;
ein dünnes miqṭa' (Fig. 37);
ein etwas breiteres miqṭa' (Fig. 38);
m. šakluhā ka-šakl al-minǧal — ein sichelförmiges Schneideinstrument, I Q II, 135.

mirwad — „Sonde, Ohrlöffel" I Q II, 136, 191, 192, 202.

mis'aṭ — Instrument zum Einschnupfen von Ölen und Medikamenten in die Nase, vgl. Fig. 39.

mismār — „Nagel, Stift", I Q II, 206.

mišraṭa — „Skalpell"; es gibt drei Arten: groß, mittel und klein, vgl. Fig. 40.

miṯqab — „Bohrer", I Q II, 135, 136; vgl. Fig. 41;
es werden drei Arten *maṯāqib* genannt:
kabīr — der große,
mutawassiṭ — der mittlere.
ṣaġīr — der kleine,
verwandt zur Trepanation (vgl. Meyerhof, *Muršid*, S. 76).

mūsā — eigtl. Rasiermesser, ein scharfes Messer, I Q II, 48, 161, zur Entmannung I Q II, 207, und zur Beschneidung.

qamādīn — Skalpell, I Q II, 190; vgl. Meyerhof, *Muršid*, S. 29, 32, 40, 58, 59, 139.

sikkīn — „Messer" im allgemeinen, I Q II, 198.

ṣinnāra — „Haken, Präparierhaken", I Q II, 195, 197. Davon gab es verschiedene Arten (vgl. Fig. 42):
ṣ. basīṭa — einfacher Haken;
ṣ. 'amyā' — stumpfer Haken, I Q II, 191; Fig. 43.
ṣ. 'amyā' ṣaġīra — kleiner stumpfer Haken, Fig. 43.

ṣ. kabīra ḏāt al-miḫṭafain[158]	ein großer Haken mit zwei Krampen;
ṣ. wasaṭa ḏāt al-miḫṭafain	ein mittlerer Haken mit zwei Krampen;
ṣ. ṣaġīra ḏāt al-miḫṭafain	ein kleiner Haken mit zwei Krampen.
ṣ. laṭīfa	„feiner Haken", I Q II, 192, 193, 201;

ṣ. mit zwei (Fig. 44) und drei Haken (Fig. 45).

ʿuqqāfa — „Krampen, Haken", I Q II, 201.

unbūba — Rohr zum Aufblasen, Röhre, Tube, I Q II, 132, 191, die hergestellt sein kann aus:

raṣāṣ „Blei", I Q II, 171, 194, 206;

nuḥās „Kupfer", I Q II, 191, 201, 205, 207;

fiḍḍa „Silber", I Q II, 201, 205, 207.

Wenn man Fremdkörper mit der Pinzette oder einem feinen Haken nicht aus dem Ohr bekommen kann, so nimmt man das Blasrohr. Dieses Blasrohr ist unten eng und oben weit. Zur Anwendung siehe I Q II, 192, 194, 205 (Fig. 46). Die *unbūba* dient auch zum Einspritzen von Öl und Medikamenten ins Ohr.

warda — „feuille de rose", d.i. petite lancette, vgl. die Abbildung bei Meyerhof, *Muršid,* S. 29.

Konkordanz der Herkunft der Abbildungen der chirurgischen Instrumente

Tafel I

Fig. 1	=	52b	Fig. 6	=	46a
„ 2	=	135a	„ 7	=	79a
„ 3	=	171a	„ 8	=	53a
„ 4	=	59b	„ 9	=	46a
„ 5	=	66a			

[158] Dieses Nomen instrumenti finden wir in den Wörterbüchern nicht belegt; anstelle davon kommt aber allgemein *ḫuṭṭāf* vor.

Tafel II

Fig. 10, 11 = 232a		Fig. 15, 16 = 154a	
„ 12 = 66a		„ 17, 18, 19 = 154b	
„ 13, 14 = 154a		„ 20 = 93b	

Tafel III

Fig. 21 = 11a	Fig. 25 = 13a
„ 22 = 9a	„ 26 = 20b
„ 23 = 37a	„ 27 = 16b
„ 24 = 12b	

Tafel IV

Fig. 28 = 78b	Fig. 33, 34 = 69a
„ 29 = 80b	„ 35, 36 = 154b
„ 30 = 154a	„ 37, 38 = 187b
„ 31, 32 = 153a	

Tafel V

Fig. 39 = 70b	Fig. 42 = 92b
„ 40 = 93a	„ 43 = 163a
„ 41 = 188a	

Tafel VI

Fig. 44 = 93a	Fig. 46 = 54b
„ 45 = 59b	

Umrechnungstabelle der Gewichte

Den Gewichten hat Ibn al-Quff ein besonderes Kapitel in seinem Werk (II, 233–235) gewidmet, das von Sami Khalaf Hamarneh unter dem Titel *The first recorded appeal for unification of weights and measures standards in Arabic medicine* (Physis V, 1963, S. 230–248) bearbeitet worden ist.

Da in unserer Arbeit bei den Rezepten Gewichtsangaben für die einzelnen Drogen vorkommen, werden die Dosen nach W. Hinz, Islamische Maße und Gewichte, Handbuch der Orientalistik, Ergänzungsband I, Leiden 1955, umgerechnet. Dabei ist zu berücksichtigen, daß die Gewichte in den verschiedenen islamischen Ländern differieren. So betrug das Raṭl im mittelalterlichen Damaskus 600 Dirham und in Aleppo 720 Dirham. Dabei sei noch auf andere, bereits vorhandene Umrechnungen hingewiesen, z. B. S. Kh. Hamarneh, *A Pharmaceutical View*, S. 99; G. Kircher, *Die „Einfachen Heilmittel“*, S. 36–37; P. P. E.

Guigues, *Le Livre de l'Art du Traitement*, Beirut 1902; M. Levey, *The Medical Formulary of Al-Samarqandī*, Philadelphia 1967, S. 49; M. Levey, *The Medical Formulary or Aqrabadhīn of Al-Kindī*, Madison, Milwaukee and London 1966, S. 24–25, sowie die älteren Arbeiten von J. A. Decourdemanche, Poids et Mesures les peuples anciens et des arabes, Paris 1909, und H. Sauvaire, vgl. unser Literaturverzeichnis.

ḥabba šaʿīra	= Gerstenkorn	($^1/_{72}$ dirham)	=	0,043	gr.
dāniq		($^1/_6$ dirham)	=	0,52	gr.
dirham		(6 dāniq)	=	3,123	gr.
miṯqāl	= Drachme	($1^3/_7$ dirham)	=	4,464	gr.
ūqiya	= Unze	($7^1/_2$ miṯqāl)	=	33,482	gr.
raṭl[159]		(12 ūqiya)	=	406,25	gr.

159 Zu diesen arabischen Termini vgl. auch EI unter den betreffenden Stichwörtern.

II. Anatomie und Physiologie des Schädels

1. Über die Anatomie des Schädels (I, 17)

Vorbemerkung:

Die moderne Anatomie unterteilt die Schädelknochen in ein Neurocranium und ein Splanchnocranium mit cranium faciale und ossicula auditus. In richtiger Reihenfolge werden im folgenden Kapitel die Knochen des Neurocraniums beschrieben, das os sphenoides bleibt jedoch unerwähnt, stattdessen werden zum Neurocranium die ossa zygomatica gerechnet. Ferner werden die einzelnen saturae des Hirnschädels sehr anschaulich dargestellt, wobei man die Zackennaht, sutura serrata, von der glatten Naht, sutura laevis, deutlich unterschieden hat. Nach der Beschreibung der einzelnen Knochen wird die Vielzahl der Knochen begründet:

a) Um feine Durchlaßstellen für Lebensgeist und rauchende Dämpfe zu geben.
b) Um die Widerstandkraft gegen Schlag oder Stoß von außen zu verbessern.
c) Um günstige Wege für Gefäße von und zum Gehirn zu gewährleisten.

Der Schädel ist aus vielen Knochen zusammengesetzt:

1. aus den beiden Knochen des os parietale (*yāfūḫ*), das sind die beiden Knochen, die einem Viereck ähnlich sind. Sie trennt der Länge nach eine Naht (*darz*) in der Mitte des Kopfes, die „die pfeilartige" (*sahmī*) und „die bratspießartige" (*saffūdī*) genannt wird; der hintere

Teil dieser beiden Knochen ist härter als der vordere Teil dieser beiden Knochen, und zwar wegen der Weichheit des Vorderhirns (*muqaddam ad-dimāġ*) und der Wärme seiner Mischung und weil er näher als der andere Teil zum Sinneszentrum[1] liegt. Der hintere Teil besteht im Gegensatz dazu;

2. aus einem Stirnknochen, der auch weich ist, aus Gründen, die wir erwähnt haben; seine Form ähnelt einem Halbkreis; ihn und die beiden Knochen „*yāfūḫ*" trennt eine Naht (*darz*), die „die kranzartige" (*iklīlī* = sutura coronalis) genannt wird;

3. aus dem Knochen des hinteren Teiles des Kopfes, der hart ist, weil er vom Sinneszentrum entfernt ist und ferner, weil er die härtesten Gehirnteile umgibt. Ihn und die beiden Knochen „*yāfūḫ*" trennt eine Naht, die *al-lāmī* (sutura lambdoidea) genannt wird;

4. aus den beiden Seitenknochen, die „die felsigen" (*ḥaǧarī* = os temporale) genannt werden, denn ihre Substanz (*ǧauhar*) ist hart, weil sie vom Sinneszentrum entfernt sind, und weil in jedem einzelnen von ihnen ein Loch ist, nämlich das Loch des Gehörs (*ṯuqb as-samʿ*), und das schwächt die Widerstandskraft des Gegenstandes; deshalb ist das bei ihnen durch die Härte der Substanz ausgeglichen.

Was ihre Form betrifft, so ähnelt sie einem Dreieck, und zwar deshalb, weil sie beide von unten von den Oberkieferknochen eine Naht trennt, die von der Seite der „kronenartigen" (sutura coronalis) anfängt und unterhalb des Ohres hinabgeht, um dann emporzusteigen und sich mit dem Ende der sutura lambdoidea (*ad-darz al-lāmī*) zu verbinden.

Was die Verbindung dieser beiden mit den beiden Knochen *yāfūḫ* betrifft, so sind sie so miteinander verbunden, wie wir erwähnt haben. Das Ende des Felsenbeines (*al-ʿaẓm al-ḥaǧarī*) liegt auf dem Ende des *yāfūḫ*-Knochens, und zwar deshalb, damit es das Auftreffen von Stößen und Schlägen aushält und damit sich in ihm die Gehirnhäute (Meningen) treffen. Im Innern des Schädels ist eine weiche Substanz und eine harte Substanz, von denen jede sich von der anderen unterscheidet, und zwar deshalb, weil das, was von ihnen beiden der Schläfe näher liegt, weich ist, da sie dem Sinneszentrum benachbart liegen und das, was in der Mitte von ihm liegt, härter und volumenmäßig dicker (*ǧirm*) als dieses ist; das ist daher, damit es das Durchlöchern (*ṯaqb*) ertragen kann. Der hinten liegende Teil des Schläfenbeins ist weniger hart als der mittlere. Von diesem Teil entsteht ein (knochiger) Auswuchs (*zāʾida*), der papilla mammae (*ḥalama*) genannt wird. Wir werden ihn bei der Besprechung des Unterkiefers erörtern.

[1] *ḥirāsat al-ḥawāss* wörtl. „Bewachung der Sinne".

So gibt es fünf Nähte des Schädels, wie wir erwähnt haben, drei wirkliche, und zwar: *sahmī* = sutura saggitalis, *iklīlī* = sutura coronalis, *al-lāmī* = sutura lambdoidea und zwei falsche, und vier Knochen des zygomaticus (*ʿaẓm az-zauǧ*), an jeder Seite zwei, zwei liegen an den Schläfen (*ṣudġ*), deren Substanz härter ist als die Substanz des Stirnknochens (*ʿaẓm al-ǧabha*) und deren Form einer Rundung ähnelt; sie sind geschaffen zum Schutz des Muskels der Schläfe und daher ist ihre Substanz hart, damit beide wirkungsvoll das, was unter ihnen liegt, schützen; sie sind geschaffen ähnlich einer Rundung, damit sie vor Schädigungen bewahrt bleiben.

Der Schädel ist aus vielen Knochen geschaffen und nicht aus einem einzigen, und zwar aus drei vorteilhaften Gründen:

erstens, weil er (Schädel) ein feuchtes, weiches Organ umgibt, ferner parallel zu dem Herzen liegt und Schutzhülle für den Körper ist. Ständig entstehen in ihm Winde (*arwāḥ*) und die rauchenden Dämpfe sind reichlich vorhanden und durch ihre Natur streben diese nach oben. Daher ist nötig, daß in ihnen Ausgänge und Poren sind, durch welche sie sich befreien können. Dazu ist die Vielzahl von Knochen geeigneter;

zweitens, wenn an dem Schädel eine Verletzung (*āfa*) eintritt, sei es infolge eines Schlages oder Stoßes oder dergleichen und es wäre ein einziger Knochen, so würde die Schädigung alle Teile des Schädels treffen, so daß das ganze Gehirn Schaden nehmen würde. Darin liegt aber eine große Gefahr. Wenn er aber aus vielen Knochen besteht, so macht die Verletzung halt, sobald sie an das Ende des Knochens kommt, und trifft nicht den anderen Knochen. Ohne Zweifel ist das besser als das erste;

drittens ist es nötig, daß die Gefäße, die ins Gehirn eindringen, und die daraus kommenden Adern Durchgänge und Wege haben, auf denen sie verlaufen können. Die Vielzahl der Knochen ist dafür geeigneter.

Wisse, daß die Formen des Gehirns von zweierlei Art sind: eine *natürliche* und eine *unnatürliche*. Die erste ist derart, daß sie rund an Form ist und an beiden Seiten einen Anhang (*laẓāʾ*) hat. Was die Rundung des Gehirns betrifft, so ist sie dazu da, um Schädigungen fernzuhalten und eine möglichst große Menge Hirnsubstanz aufzunehmen; denn die runde Form ist geräumiger als die eckige, wenn ihr beiderseitiger Umfang gleich wäre. Was den Anhang (*laẓāʾ*)[2] betrifft,

[2] Das Wort können wir als medizinischen Terminus nicht belegen, es muß aber diese Bedeutung haben; vgl. Fīrūzābādī, *Muḥīṭ* I, 33 und Freytag, Lexicon IV, 188a „*res pauca, parum*“.

so ist er, damit genug Platz zum Wachstum der Nerven geschaffen wird und damit dadurch der vorspringende Teil (*nutū' fil-muqaddam* = tuber frontale) und der hintere Teil (*nutū' fil-mu'aḫḫar* = protuberantia occipitalis externa) für die Phantasievorstellung und das Gedächtnis vorhanden sind.

Die *unnatürliche* zerfällt in drei Arten:

Die *erste* ist, daß das tuber frontale vermindert wird und ihm die „kronenartige Naht" fehlt und die beiden *yāfūḫ*-Knochen selbst mit dem oberen Kieferknochen verbunden sind.

Die *zweite* Art ist, daß der hintere Teil vermindert ist und ihm in einer solchen Form die sutura lambdoidea (*ad-darz al-lāmī*) fehlt und die beiden *yāfūḫ*-Knochen sich von hinten mit dem Oberkieferknochen verbinden.

Die *dritte* Art ist, daß die beiden vorspringenden Teile zusammen vermindert sind, und der Schädel wie eine in bezug auf Länge und Breite gleiche Kugel wird und in einer solchen Form zwei Nähte hat, deren eine in seiner Länge und die andere in seiner Breite von Ohr zu Ohr verläuft, indem die eine die andere im rechten Winkel schneidet. Manchmal ist es möglich, sich vorzustellen, daß der Kopf eine vierte unnatürliche Form hat, und zwar derart, daß die beiden vorspringenden Teile an den beiden Seiten des Ohres sind, während der Anhang (*lazā'*) vorn und hinten ist, nur daß die Wirklichkeit diese Vorstellung nicht unterstützt, weil es dem Leben entgegengesetzt ist. Gott weiß es am besten.

2. Über die Anatomie der beiden Kiefer, der Nase und der Zähne (I, 19)

Vorbemerkung:

Der Oberkiefer wird nach Auffassung des Verfassers in zwölf Knochen unterteilt. Nach Beschreibung des Verlaufs der einzelnen Knochennähte werden offenbar die einzelnen Knochen des Splanchnocraniums dazugezählt.

Der Unterkiefer wird in zwei Knochen aufgeteilt; hierbei ist eine rechte und linke Hälfte gemeint, die, wie wir heute wissen, ursprünglich getrennt angelegt, später aber zu einem einheitlichen Knochen verschmelzen[3].

[3] 'Abdallaṭīf al-Baġdādī (gest. 629/1231) hat in seinem Werk über Ägypten *Kitāb al-Ifāda wal-I'tibār* bezüglich des Buches von Galen über „Die große

Die beiden Nasenbeine werden vom Verfasser dreieckig, nicht viereckig, mit ihren Begrenzungen zum „Oberkiefer" beschrieben.

Wie in fast allen Kapiteln wird die Härte des Knochens und seine Existenz schlechthin zum Nutzen und Schutze des Körpers gepriesen.

Bei der Aufzählung der Zähne spricht Quff von vierzehn echten und zwei unechten Zähnen in einem Kiefer. Bei letzteren meint er die Weisheitszähne.

Der Oberkiefer besteht aus zwölf Knochen; wenn wir das os sphenoidale (*watadī*) dazu rechnen, sind es dreizehn Knochen. Die zwölf Knochen begrenzt von oben eine Naht, die an der Schläfe (*ṣudġ*) von der kronenartigen Naht (*darz iklīlī* = sutura coronaria) beginnt und an den beiden Augenbrauen (*ḥaǧibān*) vorbeiläuft, bis sie dann zum anderen Ende davon gelangt, dann unter[4] dem anderen Ohr einläuft. Darauf verbindet sie sich mit der anderen Schläfe an der kranzartigen Naht. Unterhalb liegen die Grundlagen[5] für die Zähne. Von den beiden Augenbrauen geht eine Naht, die in der Gegend des Ohres am Ende der Lambda-Naht (*darz lāmī*) beginnt, an dem os sphenoidale (*watadī*) vorbeigeht, ebenso von der anderen Seite. Dann gelangen beide zu dem Ende der Backenzähne.

Das sind die Begrenzungen des Oberkiefers an den vier Seiten. In seiner Mitte liegt eine Naht, die zwischen den Augenbrauen anfängt und in der Mitte des Gesichts bis zwischen die beiden Eckzähne[6]

Anatomie" (*Kitāb ʿamal at-tašrīḥ*) gesagt (S. 177), daß „wer immer den Aufbau und die Gestalt der Knochen verstehen will, der muß nach Alexandria reisen, um dort die Mumien der alten Ägypter zu studieren". Denn das Anschauungsmaterial ist besser als Bücherweisheit. So hat er durch Untersuchungen an Schädeln folgendes festgestellt (S. 275): „Alle Anatomen sagen übereinstimmend, daß der Unterkiefer aus zwei Knochen besteht mit einem Gelenk am Kinn. Wenn ich hier von allen Anatomen spreche, ist nur Galen gemeint; denn er ist es, der persönlich anatomische Untersuchungen angestellt hat und der dies besonders studiert hat. ... Was ich über diesen Knochen festgestellt habe, überzeugte mich, daß es nur einen einzigen Unterkieferknochen gibt, der kein Gelenk und keine Naht hat. Ich habe diese Beobachtung viele Male an vielen Schädeln gemacht, die die Zahl von 2000 überschritten. Ich habe immer nur einen einzigen Knochen gefunden ..."

[4] Hinter *ṯumma* des Textes füge mit dem Ms. *yamurru* ein.

[5] Text *awārī* pl. von *ārī*, vgl. Lane I, 51c „Place of confinement", „... solid foundation ..."

[6] Hinter *baina* ergänze *an-nābain*.

verläuft. Dann kommt eine andere von rechts, sie verläuft entlang des Eckzahnes (*nāb*). Eine andere kommt von links. Hier bilden sich zwei dreieckige Knochen; dann trifft auf diese Nähte eine breite Naht und dadurch entstehen unterhalb von ihr zwei dreieckige Knochen, deren spitze Winkel bei den Eckzähnen (*nāb*) liegen, deren Hypothenuse bei der mittleren Linie und deren stumpfe Winkel (*munfariǧa*) bei den beiden Seitenlinien liegen. Drei Nähte kommen an jedem Auge von der Naht herab, die von der einen Schläfe zur anderen verläuft — das sind die Ursprünge der Zunge (*manābit lisān*) — und sie enden an jeder Seite bei der Naht, die an den beiden Seiten der mittleren Naht vorbeigeht. Dadurch entstehen an jeder Seite drei Knochen. Daraus erkennt man die Zahl der Knochen, nämlich sechs in den beiden Augen und zwei Knochen der beiden Wangen und der zwei Dreiecke, die durch die drei Nähte entstehen, die das Gesicht länglich teilen, und zwei dreieckige Knochen, die von der querlaufenden Naht entstehen und das sind die beiden, in denen der Ursprung der Zähne liegt.

Das os sphenoidale (*aẓm watadī*) ist ein harter Knochen, verbunden mit dem Knochen des Hinterkopfes und fest verankert in der Schädelbasis (*qāʿidat ar-raʾs*), damit er die Lücke ausfüllt, die zwischen den Knochen des Oberkiefers[7] und des Schädels entsteht; er ist hart beschaffen, um Fäulnis fernzuhalten, denn er liegt unterhalb von Überschüssen, die sich dauernd zu ihm ergießen. Der obere Kiefer ist aus vielen Knochen geschaffen, damit, wenn eine Verletzung (*āfa*)[8] entsteht, diese nicht seine Gesamtheit trifft.

Die Nase ist aus zwei dreieckigen Knochen zusammengesetzt, deren Substanz dünn und fest ist; die liegen auf den beiden Nähten, welche von den beiden Seiten der den Oberkiefer teilenden Naht der Länge nach kommen, und treffen sich von oben in ihren beiden spitzen Winkeln. An ihren beiden Enden befinden sich zwei Knorpel (*ġudrūf*); es trennt sie ein Knorpel, der über der mittleren Naht[9] sitzt, deren Konsistenz härter ist als die der beiden Knorpel, welche mit dem Ende der beiden Nasenknochen verbunden sind. Die Nase ist so geschaffen, damit sie die Luft und den Geruch, die in die Nase eintreten, zurückhält und damit sie die Überschüsse, die von dem Gehirn herabkommen, durchlaufen läßt[10] und damit sie durch ihre Höhlung hilft, die Überschüsse, die zu ihr herabkommen, auszustoßen.

Der Vorteil in der Dünnheit der Nase besteht darin, daß sie (die Nase) leichter von dem unter ihr liegenden Teil getragen wird. Der

[7] Statt *falak* lies *fakk*.
[8] *āfa* „Schaden, Unglück" bedeutet in medizinischen Texten „Verletzung".
[9] *ad-darz al-wasaṭānī* vgl. *ad-darz al-wasaṭ* = satura sagittalis bei Fonahn, No. 1086.
[10] Statt *yasturu* „verbirgt" des Textes lies *yusayyiru* „durchlaufen läßt".

Nutzen der Härte besteht darin, daß für sie die Möglichkeit gering ist, Schädigungen hinzunehmen; der Nutzen der Verbindung der beiden Knorpel mit ihren beiden (Knochen) ist, daß die Nase leicht zusammengedrückt werden kann, wenn Stöße und Schläge auf sie treffen, und daß sie bei Bedarf sich weiten und öffnen kann, um heftig einzuatmen. Der Nutzen der Mittelwand (septum nasi) ist, daß die Nase in zwei Nasenlöcher getrennt wird wegen des Nutzens, der in der Verdopplung liegt; die Substanz der Nase (wohl Nasenbein) ist hart, weil dauernd viel Überschüsse durch sie hindurchgehen.

Der Unterkiefer besteht aus zwei Knochen, von denen der eine mit dem anderen bei dem Kinn (*ḏaqan*) eng verbunden ist. Jeder von beiden hat an seinen Enden zwei Äste, von denen der eine spitz am Anfang ist und zur Seite des Vorderteils kommt, wobei er die ossa zygomatica (*ʿiẓām az-zauǧ*) umschließt; sie verbindet sich mit ihm mittels einer Sehne (*watar* = tendo) am Schläfenknochen (*ṣudǧ*) und durch diesen Fortsatz geschieht die Bewegung des Schließens. Der andere ist groß, an der Spitze rund und in einer Höhlung unter dem processus mastoideus (*az-zāʾidat aš-šabīha bi-ḥalamat aṯ-ṯady*) befestigt, der bei der pars petrosa ossis temporalis (*al-ʿaẓm al-ḥaǧarī*) entsteht, wie du schon weißt. Dadurch geschieht die Bewegung des Kiefers nach unten. Er ist aus zwei Knochen geschaffen, damit er sich leicht bewegen kann; er ist eng verwachsen, damit er dem Kauen standhält, und kräftig ist, das Harte zu brechen und das Kaubare im Munde hin und herzuwenden. Dieser Unterkiefer ist derjenige, der sich bei den meisten Tieren bewegt, obwohl nach dem Analogieschluß der Oberkiefer der sich bewegende sein müßte; denn dieser liegt näher dem Ausgangspunkt der Bewegung, und zwar deshalb, weil er von geringerem Ausmaß und mit dem Schädel geschmeidiger verbunden ist; daher wäre seine Bewegung leichter.

Was die Zähne betrifft, so sind einige davon echt, und zwar die, welche von Anfang des Lebens an wachsen, und andere sind unecht, nämlich die *nawāǧiḏ* genannten, die als Weisheitszähne bezeichnet werden. Von der ersten Art sind in jedem Kiefer 14 Zähne, und zwar 2 mittlere Schneidezähne (*ṯanīya*), 2 Seitenschneidezähne (*rabāʿī*), die breitköpfig sind und als „schneidende" bekannt sind, und 2 Eckzähne (*nāb*), deren Köpfe spitz sind und die als abreißende Zähne (*kāsir*) bekannt sind, und je 4 Backenzähne, und zwar 4 auf der rechten und 4 auf der linken Seite, die als „Mahlzähne" bekannt sind, deren Köpfe breit sind, deren Substanz hart ist, deren mittlere dicker sind als diejenigen an den beiden Seiten. Es gibt 4 Weisheitszähne am Ende der beiden Kiefer. Die Wurzel derjenigen, die im oberen Kiefer sind, sind stärker und dicker als diejenigen im unteren Kiefer. Die Zähne dienen schlechthin zur Vorbereitung der Nahrung für die

Arbeit des Magens und verwandeln die Nahrung zu Saft[11]. Daher ist ihre Substanz härter erschaffen als die Substanz der Knochen. Die Schneidezähne und Seitenschneidezähne sind breit, damit sie für das Abbeißen geeigneter sind und die Seiten der Eckzähne sind scharf, damit sie für das Abreißen geeigneter sind; denn sie beißen das ab, was die Schneidezähne und Seitenschneidezähne nicht abreißen können. Deshalb sind ihre Wurzeln kräftig, ihre Seiten fein und ihre Anzahl unter den Zähnen ist gering, weil das Bedürfnis zum Abreißen geringer ist als das Bedürfnis zum Abbeißen. Deshalb ist dem Menschen an abbeißenden Zähnen doppelt soviel geschaffen wie ihm an abreißenden Zähnen geschaffen wurde. Die Backenzähne sind zum Mahlen geschaffen; daher sind ihre Oberflächen breit, damit die Nahrung darauf liegen kann und sie sind rauh, damit sie dabei sehr wirkungsvoll sind, wie es bei einem Mühlstein der Fall ist; denn wenn diese (die Mühlsteine) [mit der Zeit durch den Gebrauch] glatt werden, werden sie durch Einritzen (der Mühlsteine)[12] [wieder] rauh gemacht, damit sie besser mahlen können. Die Substanz der Backenzähne ist hart, damit sie das Mahlen aushalten können und dazu fähig sind. Sie sind am Ende der Kiefer erschaffen; denn das Mahlen erfolgt nach dem Abreißen und Abbeißen. Ihre Zahl ist größer als die der übrigen Zähne, damit ihr Mahlen gleichwertig ist mit dem Abbeißen der Schneide- und Seitenschneidezähne und dem Abbeißen der Eckzähne. Die mittleren sind hier kräftiger, weil die Arbeitsleistung dabei auf den mittleren liegt. Die Wurzeln der Zähne, die sich im oberen Kiefer befinden, sind dicker und zahlreicher, weil ihre Bewegung im Gegensatz zu ihrer Position (Ursprungsort[13]) verläuft[14]; denn die Backenzähne im oberen Kiefer haben 3 oder manchmal auch 4 oder sogar mehr Wurzeln, aber diejenigen im unteren Kiefer haben nur zwei. Betrachte, wie gut diese Zusammensetzung und wie vollendet dieses Kunstwerk ist. Gesegnet sei Gott, der das gemacht und geschaffen hat. Die Frage, ob die Zähne Gefühl haben oder gefühllos sind, kommt dem Physiologen zu.

[11] *kīlōs* (vgl. Freytag IV, 54a) über Syrisch (vgl. Payne-Smith, *Thesaurus Syriacus*, S. 1698) aus griechischem χυλός; lat. *humor*, *succus*. Näheres bei Marcellin Berthelot, *La chimie au moyen-âge*, Paris 1893, Vol. II, S. 8–9. Der syrische Lexikograph Bar Bahlūl erklärt kilos als „das, was nach dem Zerkleinern aus den Speisen ausgepreßt wird, der Nahrungssaft".

[12] *naqara ar-raḥā* = „die Mühlsteine schärfen" (Qāmūs).

[13] *markaz*, nach al-Bustān' = *marākiz al-asnān*, d.h. *manābit* „Orte, wo sie entstehen" (Muḥīṭ al-muḥīṭ, Beirut 1870, 2 Bände).

[14] Nämlich nach unten anstatt nach oben.

3. Über die Anatomie der Stirn-, Augen-, Wangen- und Nasenmuskeln (I, 62)

Vorbemerkung:

Als erster wird der Stirnmuskel, m. frontalis, in seinem einheitlichen Verlauf angeführt. Für seine Innervation wird das 5. Hirnnervenpaar angegeben, anstatt nach moderner Einteilung der n. facialis (7. Hirnnerv). Wahrscheinlich ist das gleiche Hirnnervenpaar gemeint — offenbar liegt hier eine andere Einteilung der Hirnnervenpaare vor.

Von den Augenmuskeln werden 3 mimische und 7 statt 6 Muskeln des Auges zur Bewegung des Bulbus genannt. Die Innervierung beider Gruppen soll vom 2. Hirnnervenpaar kommen, was uns unerklärlich ist, weil wir nicht wissen, welche Einteilung vorgelegen hat. Außerdem wird die Funktion der einzelnen Muskeln dargelegt, die umständlich ausgedrückt, aber richtig beobachtet ist. Im weiteren wird von einem Wangenmuskel auf jeder Seite mit 4 Ursprungsstellen gesprochen. Nach dieser Darstellung hat der Verfasser Teile der Hals- und Nackenmuskeln zum „Wangenmuskel“ gerechnet.

Die Stirn bewegt ein einziger, dünner Muskel, der sich unter der Haut ausbreitet, und zwar so, daß seine Ausbreitung für sich allein losgelöst von den Knochen nicht möglich ist. Zwischen ihm und dem Knochen liegt das Häutchen, das als pericranium (*simḥāq*) bekannt ist. Die Stirn ist geschaffen, um sich nach Wunsch zu bewegen. Das ist der Fall, weil die Notwendigkeit erfordert, daß sie nach Belieben beim Öffnen und Schließen des Auges im Bedarfsfalle mithilft.

Die Stirn ist nur mit einem einzigen Muskel versehen, weil das zu bewegende Organ klein und leicht bewegbar ist. Er ist fein, damit er sich leicht bewegt, wenn die Notwendigkeit es fordert. Er ist breit und unter der ganzen Haut ausgebreitet, damit alle Teile der Stirn in Bewegung gesetzt werden können, die für die Bewegung benötigt werden. Denn wenn er nur mit einigen Muskeln verbunden wäre, würde er nur diese bewegen und die übrigen übergehen (d.h. unbewegt lassen). Darin läge ein großer Nachteil in ihrer Hilfeleistung beim

Öffnen und Schließen des Auges; er ist losgelöst von Knochen und Häutchen, damit er sich leicht bewegen kann. Er ist ohne Sehne (*watar*) denn er braucht sie nicht, weil er mit der Haut verbunden ist und weil das zu bewegende Organ klein und leicht ist. Die bewegende Kraft kommt vom Gehirn zu ihm im fünften Hirnnerven-Paar[15].

Was den bulbus (*muqla*) betrifft, so bewegen ihn sieben Muskeln, von denen vier ihn nach den vier Richtungen bewegen, nach oben, unten, rechts und links. Der Ursprung eines jeden Bandes (*ribāṭ* = ligamentum) kommt von dem Knochen, der an seiner Seite liegt und seine Nerven gehören zum zweiten Hirnnervenpaar. Zwei Muskeln bewegen den bulbus kreisförmig und liegen schräg in jedem Augenlid am inneren Augenwinkel (*mūq*) und erstrecken sich bis zum äußeren Augenwinkel (*laḥāẓ*) hin, der eine über dem Auge, der andere unter ihm. Der Ursprung ihrer Bänder (*ribāṭ*) liegt an der Stelle des Anfangs der Muskeln und ihr Nerv kommt vom erwähnten Hirnnervenpaar. Ein weiterer Muskel stützt den Nerv im Auge. Galen und die Verfasser der Enzyklopädien (*ǧawāmiʿ*) behaupten, daß dieses drei Muskeln sind — und richtig ist, daß ihr Ursprung ein einziger ist und daß es von ihnen drei Äste gibt, so daß die die beiden Bulbi bewegenden Muskeln insgesamt 14 Muskeln sind.

Was das obere Augenlid (*ǧafn* = palpebra) betrifft, so bewegen es drei Muskeln; einer hebt es nach oben, der Ursprung seines Bandes kommt von dem das Auge umschließenden Knochen und sein Nerv gehört zum zweiten Hirnnervenpaar und ein Teil davon zum dritten, der sich in der Mitte des Augenlides mit ihm verbindet. Es ist an sich ein knorpelähnlicher Körper, so daß, wenn es einen Körper an sich zieht, ihm seine (des Augenlides) übrigen Teile folgen. Zwei Muskeln halten ihn nach unten und sie liegen im übrigen Auge tief verankert; ihre beiden Sehnen verbinden sich mit den beiden Rändern (*ḥāfa*) des Augenlids. Wenn man das Augenlid nach unten ziehen will, ziehen beide es. Es ist ein knorpelähnliches Augenlid, wie du gelernt hast, so daß es vollständig nach unten gezogen wird; so ist das obere Lid das, was sich bewegt; denn die Vorsehung war darauf bedacht, die Funktionen möglichst nahe an ihren Ursprung zu legen; es ist kein Zweifel, daß das obere Lid näher am Gehirn liegt als das untere. Das untere wurde unbeweglich geschaffen, denn der Zweck wird durch das obere Lid erreicht. Daher ist es nicht notwendig, daß es sich bewegt, denn zu viele Werkzeuge (Organe) bedeuten eine Belastung für die Natur, da sie dafür Nahrung hervorbringen und Überschüsse und schädigende Dinge, die eintreten können, abstoßen muß. Das, was das Augenlid nach oben bewegt, ist ein einziger Muskel, während es nach unten zwei Muskeln sind; es ist nicht umgekehrt, obwohl dieser

[15] *az-zauǧ al-ḫāmis*, Fonahn No. 3697 = 7th and 8th or facial and acustic nerve.

umgekehrte Fall günstiger wäre, weil, wenn es umgekehrt wäre, der ihn nach unten bewegende Muskel mit ihm verbunden sein müßte — wie könnte er es (Augenlid) sonst ziehen! Die Verbindung des Muskels mit dem Lid kann entweder von oben oder von unten sein, und daraus folgt, daß der Muskel gebogen sein muß und an der darunter liegenden Wange vorbeigeht, dann aufsteigt und sich mit ihm (Augenlid) verbindet. Im ersten Fall verbindet er sich entweder mit dem Ende oder mit der Mitte des Augenlides. Wenn er sich mit seinem (Augenlid) Ende verbinden würde, dann käme kein fester Augenschluß zustande. Vielmehr handelt es sich in diesem Fall um das Schließen des Auges eines Patienten, der an Fazialisparese leidet[16]. Wenn er sich mit seiner Mitte verbände, wäre das Öffnen des Lides beim scharfen Anblicken nicht gleichmäßig, vielmehr würde seine Mitte herabhängen, weil der das Lid erhebende Muskel in diesem Fall mit seinen Enden verbunden ist. Im zweiten Fall, wenn der Muskel gebogen ist und von unten zu ihm (Augenlid) kommt, dann kann der Muskel sich entweder mit dem Ende des Lides oder mit seiner Mitte verbinden. Im ersten Fall schließt das Lid nicht gleichmäßig, wie es erforderlich ist; denn beim Schließen wird nur der mit einem Band (*watar* = tendo) verbundene Teil des Lides geschlossen, so daß der Zustand des Auges im Falle des Geschlossenseins wie bei einem an Fazialisparese Leidenden (*malqū*) ist. Dadurch wird das Auge Schädigungen beim Schlaf ausgesetzt. Wenn es der zweite Fall wäre, würde die Pupille bedeckt sein und das Sehen behindern. Da der erhabene Schöpfer diesen Schaden vorausgesehen hat, war er gnädig und hat das, was das Lid nach unten bewegt, zu zwei Muskeln gemacht, die an den beiden Enden des Lides gelegen sind, wie du weißt. Wenn man das Lid schließen will, ziehen die beiden Muskeln es nach unten und der öffnende Muskel wird schlaff. Wenn man es öffnen will, erschlaffen beide Muskeln und der öffnende Muskel zieht es an sich. Deshalb wurde der öffnende Muskel nicht vernachlässigt. Denn da er (der öffnende Muskel) das Augenlid gegen seine Natur bewegen muß, ist sein Ausmaß groß, so daß er dabei dem Umfang der beiden ihn schließenden Muskeln zusammen gleichkommt. Gesegnet sei der weise Schöpfer.

Was die W a n g e betrifft, so ist an jeder Wange ein einziger breiter Muskel; der Ursprungsort ihrer Muskelfasern (*līf*) liegt an vier Stellen: die *erste* Faser geht vom Schlüsselbein (*tarquwa* = clavicula) aus, steigt nach oben und geht an der Lippe vorbei und verbindet sich dann mit der Wange.

Der Ursprung der *zweiten* kommt ebenfalls von ihm und von dem Brustbein (*qaṣṣ* = sternum). Sein Verlauf zu den Wangen ist schräg. Der schräge Verlauf wird durch das Kinn verursacht. Diejenigen

[16] *malqū*; *laqwa* Gesichtsnervenlähmung, Fazialisparese.

Muskelfasern, deren Ursprung von der rechten Seite herkommt, verbinden sich mit der linken Wange; ebenso ist der Zustand bei den an der linken Seite liegenden Muskelfasern, nur daß diejenigen Fasern schräg sind, die am Schlüsselbein (*tarquwa*) entspringen. Die aus dem Brustbein (*qaṣṣ*) entspringenden steigen in gerader Richtung auf. So lehrt es der gelehrte Galen im 11. Teil von *al-Manāfiʿ* (= *De usu partium* = *Über den Nutzen der Körperteile*).

Der *dritte* entsteht von der Nasenscheidewand (*aḫram*) und dadurch findet die Bewegung nach beiden Seiten statt.

Der Ursprung des *vierten* kommt von den Dornfortsätzen (*sanāsin*) der Halswirbel. Auf seinem Weg zur Wange kommt er an den beiden Ohren vorbei, dann verbindet er sich mit den Wangen; daher wird, wenn einige Leute ihre Wange schräg (*ʿalā taʾrīb*) bewegen, auch ihr Ohr mitbewegt. Das geschieht bei demjenigen, bei dem die genannte Muskelfaser (*līf*) genau dicht und fest am Ohr vorbeigeht. Dieser Muskel ist groß, weil die Wange sich in der genannten Richtung bewegen muß. Die Nasenflügel, bekannt unter dem Namen *arnaba* (d.h. Häsin), haben zwei kleine, starke Muskeln, die an den beiden Seiten der Nase angebracht sind. Der Ursprung ihrer Bänder kommt von den Wangenknochen und ihre Muskeln kommen von dem dritten Ast (*šuʿba*) des dritten Hirnnervenpaares.

4. Über die Anatomie der Lippen-, Unterkiefer- und Zungenmuskeln (I, 65)

Vorbemerkung:

Von den Lippenmuskeln werden 4 erwähnt — es dürfte sich hier im einzelnen um die Faserverläufe des m. orbicularis oris handeln.

Bei den Unterkiefermuskeln, von denen ebenfall 4 Paare bezeichnet werden, handelt es sich um die verschiedenen Muskelfasern und deren Sehnen des m. bucinatorius. Hier erscheint wieder das 3. Hirnnervenpaar als Innervator, ob der Verfasser den n. facialis für die Innervation erkannt hat, können wir nur zu seinen Gunsten annehmen.

Die Zungenmuskeln — in der Überschrift angegeben — erscheinen nicht im Text.

Zum Ende des Kapitels werden zahlreiche Erklärungen über die Funktion des Unter- und Oberkiefers gegeben.

Die Lippen haben vier Muskeln, die sehr fein und sehr eng mit der Haut[17] verbunden sind, so daß man sie nicht fühlen kann. Man kann sie an ihren Anfängen (*ru'ūs*) erkennen, bevor sie sich mit der Haut verbinden. Jeder einzelne bildet ein Paar. Das Paar der oberen Lippe entspringt von den beiden Wangenknochen (*ʿaẓmā al-waǧnatain*) und seine beiden einzelnen Muskelzüge[18] verbinden sich schräg mit ihr. Das Paar der unteren Lippe entspringt vom Kinn (*ḏaqan*) und verläuft schräg nach oben, bis es sich mit der Unterlippe (*šafa suflā*) vereinigt. Durch diese Muskeln erfolgt die Bewegung der Lippen nach den vier Seiten. Aber ihr Zusammenziehen und ihre Bewegung nach außen und innen geschieht durch die Summe der Muskeln. Die bewegende Kraft kommt zu diesen Muskeln durch das dritte Hirnnervenpaar (*az-zauǧ aṯ-ṯāliṯ*).

Der Unterkiefer (*al-fakk al-asfal*) hat vier Paare von Muskeln; zwei Paare schließen ihn, und zwar die dicksten von ihnen; ein Paar öffnet ihn und ein mittleres Paar dreht ihn und das wird *al-māḍiġ* „das Kauende" genannt. Das schließende Paar (*ṭābiq*) ist ein Paar außerhalb des Mundes, das kräftig ist, und ein Paar ist innerhalb des Mundes.

Der Ursprung des Bandes (*ribāṭ*) des ersten Paares kommt von den beiden Jochbeinknochen (*ʿaẓmā az-zauǧ*) und dessen Nerven von dem dritten Hirnnervenpaar (*az-zauǧ aṯ-ṯāliṯ*), wobei das Muskelpaar breit (d.h. horizontal) angelegt ist. Von jedem einzelnen Muskelpaar entspringt eine große Sehne (*watar*) aus dessen Mitte, die den Rand (*ḥāfa*) des Unterkiefers einschließt. Wenn er (Muskel) sich zusammenzieht, hebt er ihn nach oben. Die beiden Muskeln des zweiten Paares liegen im Mund und kommen zum Unterkiefer herab, wobei sie horizontal verlaufen. Die Fasern (*līf*) dieser beiden Muskeln entspringen vom Stirnknochen (*ʿaẓm al-waǧna*), und ihre beiden Nerven stammen von dem erwähnten Hirnnervenpaar; von jedem der beiden Muskeln entsteht eine Sehne (*watar*) aus ihrer Mitte, die sich mit dem Unterkiefer verbindet. Das öffnende Muskelpaar ist nur ein einzelnes an jeder Seite des Bandes, das von den processūs styloides (*az-zā'idāt al-ibrīya*) entspringt, die hinter den Ohren liegen. Der Nerv der beiden Muskeln kommt vom dritten Hirnnervenpaar; zwischen den Knochenteilen (*šaẓāyā*, wörtl. „Splitter") liegt ein Muskelgewebe (*laḥm*); seine Muskeln entstehen an jeder Seite: die beiden Muskeln verlaufen vorn am Hals. Wenn sie beide dort hinkommen, wo die Muskeln des Pharynx[19] liegen, werden sie dünner; das Ende eines jeden Muskels

[17] Andere Handschriften lesen *ḥanak*, d.h. mit dem „Gaumen".

[18] Statt *fardaihi* lesen wir *fardāhu*; *fard* ist ein Stück von paarweise vorkommenden Gegenständen.

[19] Plur. *naġāniġ* von *nuġnuġ*, vgl. Fonahn No. 2254; Meyerhof, *Ten Treatises*, S. 205 übersetzt *naġāniġ* mit „eating sores (in the mouth)", griech. νομαί.

bildet eine Sehne (*watar*) frei von Muskelgewebe (*laḥm*). Gelangt er zum Kinn, teilt sich die Sehne und zersplittert sich und vermischt sich mit Muskelgewebe und wird wieder ein Muskel und verbindet sich mit dem Kiefer. Deshalb nannten die Ärzte diesen Muskel *ʿaḍala mukarrara* „musculus digastricus oder biventer"[20]. Der „drehende" (*mudīr*) Muskel liegt als Paar auf jeder Seite und hat eine dreieckige Gestalt. Die eine Seite dieses dreieckigen Muskels erstreckt sich zum os zygomaticus (*ʿaẓm az-zauǧ*) hin, die andere zum Unterkiefer (*al-laḥy al-asfal*)[21] hin, und die dritte erstreckt sich längs des Unterkiefers. Der Muskel selbst liegt in der Wange. So ist die Struktur (*haiʾa*) der Muskeln des Unterkiefers, und er ist es, und nicht der Oberkiefer, der sich bewegt. Wenn man einen Analogieschluß anstellen würde, müßte der Oberkiefer der bewegende Teil sein, weil man schon weiß, daß die Vorsorge des Erhabenen Schöpfers darauf bedacht ist, die Handlungen ihren ursprünglichen Ausgangspunkten nahe zu bringen. Aber es ist hier anders, aus fünf Gründen:

1. weil die Knochen des Unterkiefers weniger als die des Oberkiefers sind; die Bewegung des Wenigen ist aber leichter als die des an Zahl Größeren;

2. weil die Verbindung des Unterkiefers mit den Schädelknochen geschmeidig ist. Die Verbindung des Oberkiefers mit den Schädelknochen ist eine feste. Das Bewegen des Geschmeidigen ist für die Natur leichter als das des Festen.

3. Der Unterkiefer ist kleiner an Volumen als der Oberkiefer; das Bewegen des Kleineren ist für die Natur leichter als das des Größeren.

4. In dem Oberkiefer sind Kanäle[22] [für Gefäße] und Ausgänge[23] für die Überschüsse, die hinausgebracht werden müssen. Wenn er sich bewegen würde, würden sie zusammengepreßt und auseinandergezogen werden. Ohne Zweifel würde das ein Absetzen des Inhalts verhindern.

5. Der Oberkiefer liegt näher am Gehirn als der Unterkiefer. Wenn er sich bewegen würde, dann würde die Substanz des Gehirns geschüttelt, erschüttert und Schaden erleiden. Weil der Erhabene Schöpfer diese Dinge vorausgewußt hat, hat er nur den Unterkiefer beweglich gemacht und sich mit seiner Bewegung allein zum Mahlen und Kauen begnügt, während der Oberkiefer gleichsam fest verwurzelt und ruhend ist. Er (Gott) hat den schließenden Muskel (*ṭābiq*) groß geschaffen, und zwar deshalb, weil, da seine Bewegung auf diese

[20] Arab. wörtl. „der wiederholte Muskel", vgl. Fonahn, Nr. 47.
[21] Vgl. Fonahn, No. 1817.
[22] *maǧran* vgl. Fonahn, Nr. 1911. [23] *manāfiḏ* vgl. Fonahn, Nr. 1935.

Weise gegen seine Natur ist, Er den ihn bewegenden (*muḥarrik lahū*) Knochen groß gemacht hat, damit er imstande ist, ihn in Bewegung zu setzen; und weil, da er dem Ursprungsort nahe ist, seine Konsistenz weich ist, was seine Kraft mindert und schwächt, wurden seinetwegen Vorsichtsmaßregeln getroffen und er von einem anderen Muskelpaar unterstützt, eines von beiden außen, das andere innen angebracht, damit, wenn einem von beiden eine Schädigung (*āfa*) von irgendeiner Seite widerfährt, das andere davor bewahrt bleibt, weil es von ihm entfernt liegt. Die Sehnen des ersten Paares[24] entspringen von den Knochen *ʿiẓām az-zauǧ* (os zygomaticus). Denn da sein Nutzen darin besteht, den Unterkiefer nach oben zu heben, wurde der Anfang seiner Bänder der Richtung angepaßt, in der das Muskelpaar den zu bewegenden (Unterkiefer) bewegt. Dieses Muskelpaar entspringt am os zygomaticus aus verschiedenen Ursprungsorten, so daß, wenn einem seiner Ursprungsorte eine Schädigung widerfährt, derjenige (Muskel), der aus dem anderen Ursprung hervorgeht, die Funktion übernimmt. Sein Nerv entstammt dem dritten Hirnnervenpaar, weil es ihm näher liegt. Sein (des Muskels) Ansatz wurde horizontal angelegt, weil dieser Muskel, da er nahe dem Ansatzpunkt der Bewegung liegt, dünn ist; und weil er für eine lebenswichtige Sache gebraucht wird, nämlich zum Mahlen der Speisen und deren Vorbereitung für die Tätigkeit des Magens und zum Wachstum des Körpers, muß er verborgen sein. Daher wurde er durch die beiden Knochen des zygomaticus verborgen, im Gegensatz dazu wäre er, wenn sein Ansatz vertikal wäre, aufgedeckt und Verletzungen (*āfāt*) ausgesetzt. Seine Sehne wächst aus seiner Mitte, denn er verläuft parallel zum Unterkiefer.

Was das zweite Paar betrifft, wurde es im Munde erschaffen, denn da es weicher ist als das erste und wegen seiner Weichheit leichter Schädigungen ausgesetzt ist, wurde es an einer geschützten Stelle angelegt. Sein Verlauf ist horizontal, um geschützt und sicher zu sein. Ebenso verhält es sich mit der Sehne, die aus ihm wächst. Wenn sich diese Muskeln zusammenziehen und kontrahieren, ziehen sie den Unterkiefer nach oben und schließen sich mit dem oberen zusammen (= Mundschließung). Wenn der Unterkiefer geöffnet wird, erschlaffen diese Muskeln dadurch, daß er an den ihn öffnenden Muskeln zieht. Beim Öffnen genügt ein einziges Muskelpaar, weil das Paar in die Richtung, in der sich der Kiefer neigt, zieht. Die Sehnen des Muskelpaares entspringen dort, wo wir erwähnt haben, obwohl dem Analogieschluß entsprechend das Muskelpaar vom Unterkiefer entspringen müßte. Wenn jedes Körperglied sich nach einer Richtung bewegt,

[24] Ergänze nach Analogie der folgenden Konstruktionen mit *ṣāra nabāt* vor *az-zauǧ al-auwal* ein *min*, da der Text sonst unverständlich ist.

muß der Muskel, der es bewegt, aus jener Richtung herkommen, jedoch wäre dabei der Raum (*mawāḍiʿ*) zu eng und würde viele Werkzeuge[25] enthalten, ohne daß dort ein Knochen wäre, der geeignet wäre, daß er ein Sehnenband aus ihm wachsen läßt, wobei die Rückenwirbel weit davon entfernt lägen. Daher läßt er die Bänder aus dem erwähnten Raum (*mawāḍiʿ*) wachsen und nach unten gehen, so daß es scheint, als ob sie von der unteren Seite wachsen, die der Bewegung des Unterkiefers zu ihnen hin entspricht, und sie werden, wenn sie zu den Muskeln der Kehle (*naǵāniǵ*) gelangen, fein. Wenn sich dann der Zwischenraum (*mauḍiʿ*) für sie erweitert, werden sie breit und lassen aus sich einen anderen Muskel entstehen. Schau auf diese schöne Einrichtung der Natur und diese kunstvolle Anordnung hinsichtlich dieses Muskels, wie er dünn ist, wenn er dünn sein soll, und wie er dick ist, wo er dick sein soll. Denn wenn er dick bliebe, würde er, was um ihn ist, zusammenpressen, und er selbst würde auch zusammengepreßt werden. Wenn er dünn bliebe, würde seine Konstitution aufgrund der weiten Entfernung schwach sein und würde nicht die Bewegung des Kiefers aufnehmen, wie es nötig wäre — gepriesen sei der mächtige Schöpfer!

Die Gestalt des Kaumuskels ist dreieckig, damit er fähig ist, daß aus ihm Sehnen nach den erwähnten Seiten wachsen; und Sehnen verbinden sich mit seinen Seiten, damit jede von ihnen so ist, daß sie den Kiefer in verschiedene Richtungen bewegen kann, damit das Zermahlen und Kauen dessen, was zwischen den Kiefern ist, stattfinden kann; — gepriesen sei der weise Schöpfer!

Alle Kopfmuskeln haben teils eigene Bewegungsfunktionen, teils andere (nur) gemeinschaftlich mit dem Hals. Die den Kopf bewegenden Muskeln sind 28, wie Galen im 12. Teil der „*Manāfiʿ*" (*Über den Nutzen der Körperteile*) erwähnt hat. Die Muskeln, die eigene Bewegung des Kopfes bewirken, sind 7 Paare. Dazu gehören die den Kopf beugenden Muskeln, und zwar sind es 3 Paare; das Band des ersten Paares entspringt aus der Mitte des Schlüsselbeins (*tarquwa*), erstreckt sich bis hinter die Ohren und verbindet sich mit dem Hinterhaupt (os occipitale = *ʿaẓm ar-raʾs*); das zweite Paar entsteht von dem hinteren Teil des Schlüsselbeins und vom Anfang des Brustbeins (*qaṣṣ*), erstreckt sich bis zum Ansatz des Ohrs und verbindet sich mit dem Kopf; das dritte Paar entsteht vom Brustbein selbst, erstreckt sich zum Ansatz des Ohres und verbindet sich mit dem Hinterhaupt. Die Nerven dieser Paare kommen von dem 4. Hirnnervenpaar. Wenn ein einzelner Muskel[26] des Paares von den erwähnten Muskeln gezogen wird, senkt er sich nach seiner Seite. Wenn alle kontrahiert werden,

[25] *ālāt* = Organe, vgl. Fonahn, Nr. 107–110.
[26] *fard* ist ein Stück von einem Paar.

senkt sich der Kopf vollkommen. Die Ursprünge dieser Muskeln liegen an den erwähnten Seiten, weil der Kiefer in ihm (dem Kopf) der Bewegung nach jenen Seiten bedarf[27].

Dazu gehören auch die den Kopf nach hinten drehenden Muskeln; es sind 4 Paare: drei, die man fühlen kann und eins, das man nicht fühlen kann, das vor dem gelehrten Galen noch keiner erkannt hat. Der Ursprung des ersten Paares kommt von dem zweiten Dornfortsatz des zweiten Rückenwirbels (*šauk al-fiqra aṯ-ṯāniya*) und erstreckt sich bis zur Mitte des Hinterhauptes (*ʿaẓm muʾaḫḫar ar-raʾs*) und verbindet sich mit ihm. Das zweite (Paar), und zwar das nicht zu fühlende, entspringt dort, wo das erste entspringt. Das dritte kommt von den Querfortsätzen des Wirbelkörpers (*az-zawāʾid al-ǧanbīya*), die am ersten Rückenwirbel sind, und das vierte kommt von dem Dornfortsatz des zweiten Rückenwirbels, geht an den Querfortsätzen, die zum ersten Rückenwirbel gehören, vorbei, verbindet sich mit dem Hinterhaupt (*ʿaẓm ar-raʾs*) und zieht es schräg nach hinten. Alle Nerven dieser Paare kommen von dem vierten Hirnnervenpaar.

Uns scheint aus dem, was wir erwähnt haben, daß die Bewegung des Kopfes nach hinten ohne schräge Neigung (mail) durch die beiden mittleren Paare geschieht, aber die Bewegung mit Neigung nach einer Seite und einer Bewegung in schräger Richtung (*wirāb*) durch die beiden seitlichen erfolgt. Man muß wissen, daß die Leistung dieser Muskeln größer ist als die derjenigen, die den Kopf nach vorne senken. Das kommt daher, weil die Bewegung des Kopfes nach vorn schneller und leichter ist als seine Bewegung nach hinten. Die Richtigkeit dieses wird dadurch bestätigt, daß der Mensch beim Einnicken seinen Kopf nach vorne neigt.

Der Muskel, welcher den Kopf und den Hals senkt, ist ein einziges Paar, an jeder Seite ein einzelner Muskel, der an dem ersten und zweiten Rückenwirbel entspringt, aufsteigend unterhalb der Speiseröhre verläuft und sich mit dem Knochen des Kopfes verbindet. Dieses Paar hat einen großen Umfang, so daß es dem Ausmaß von zwei Muskelpaaren gleichkommt, die speziell zum Senken des Kopfes bestimmt sind. Es ist so beschaffen, damit es (das Muskelpaar) imstande ist, den Kopf und die Halswirbel zu bewegen.

Die den Kopf zusammen mit dem Hals nach hinten drehenden Muskeln sind 4 Paare, die aus fünf Rückenwirbeln entstehen, die noch von den Halswirbeln übrigbleiben, und verbinden sich mit dem Hinterhaupt.

Die Gestalt des ersten Paares ist dreieckig, weil es, wenn es aufsteigt, sich erweitert, dann enger wird, wenn es sich mit dem Hinterhaupt verbindet. Die drei übrigen Muskelpaare verbinden sich mit

[27] Statt *fa-ḥāǧat* lies mit Hs. *li-ḥāǧat*.

dem Kopf, ohne daß ihnen etwas entgegentritt. Wenn sich diese Muskeln gleichmäßig zusammenziehen, richtet sich der Kopf auf. Wenn sich die Muskeln noch weiter ausdehnen, wendet sich der Kopf nach hinten.

Der den Kopf nach beiden Seiten drehende (Muskel) besteht aus einem Paar an jeder Seite. Ein Teil seines Paares grenzt an die Vorderseite des Körpers, während der andere an seine Hinterseite grenzt. Derjenige, der an den Vorderteil grenzt, entspringt vom zweiten Dornfortsatz, verbindet sich mit dem ersten Wirbel und teilt sich in zwei Teile, einen rechten und einen linken; alle verbinden sich mit dem Hinterhaupt. Beim Drehen des Kopfes helfen die seitlichen Paare von den beugenden und nach hinten drehenden Muskeln. Das sind die Muskeln, die den Kopf nach den erwähnten Seiten bewegen.

Der Kopf führt spezielle und allgemeine Bewegungen aus, und zwar deshalb, weil in seinem Aufgabenbereich zwei entgegengesetzte Dinge erforderlich sind: Das eine ist die Festigkeit (d.h. Schutzfunktion) bei der Bewegung aus Furcht, daß den Gelenken (*mafāṣil*) des Kopfes etwas zustoßen könnte. Das wird erreicht durch die feste Anbringung und die geringe Nachgiebigkeit bei der Bewegung. Das zweite ist die Gefügigkeit (d.h. wohl Reaktionsfähigkeit), damit das Sehvermögen (*ḥāssat al-baṣar*) die Schäden, die dem Körper zustoßen können, zu erkennen vermag. Das wird erreicht durch die Gefügigkeit der Gelenke und deren Nachgiebigkeit bei der Bewegung. Wenn wir die zweite Sache nötig haben, gebrauchen wir die Organe, die die speziellen und allgemeinen Bewegungen bewirken. Wenn wir sie nicht nötig haben, gebrauchen wir jene Werkzeuge, die nur die speziellen bewirken. Gepriesen sei der weise Schöpfer!

Die Kraft, die alle diese Muskeln bewegt, kommt aus dem dritten, vierten und fünften Paar der Halsmuskeln. Bezüglich der die Zunge bewegenden Muskeln erwähnt der gelehrte Galen in „*ʿAmal at-tašrīḥ*" (Die große Anatomie) und „*Tašrīḥ al-ʿaḍal*" (Anatomie der Muskeln), daß es acht Muskeln gibt: das Band eines Paares entspringt von den processūs styloides (*az-zāʾidāt al-ibrīya*), die in dem Hinterkopf liegen, läuft zu den beiden Seiten der Kehle (*ḥalq*) neben den anderen Schlundmuskeln (*naġāniġ*)[28], erreicht dann die Zunge und bewegt sie nach beiden Seiten hin. Zwei Muskeln entspringen von den beiden Seiten des Lāmī-Knochens os hyoideum, wachsen in die Substanz (*ǧauhar*) der Zunge und bewegen auch sie in schräger Richtung. Zwei Muskeln entspringen an dem Anfang des genannten Knochens, gelangen gradlinig zur Zunge und bewegen sie gradlinig. Zwei Muskeln, die unter der Zunge liegen, erstrecken sich hier der Breite nach; eines ihrer

[28] Sing. *nuġnuġ* vgl. Fonahn, Nr. 2254.

beiden Enden entspringt von dem Lāmī-Knochen, das andere Ende von dem Kinn. Sie bewegen die Zunge nach unten. Alle Nerven dieser Muskeln gehören zu dem sechsten und siebten Hirnnervenpaar. Gott weiß es am besten.

5. Über die Anatomie des Zungenbeines, der Kehle und des Halses (I, 70)

Vorbemerkung:

Wir unterscheiden heute 4 obere Zungenbeinmuskeln, die wir wegen ihres Ursprungs vom Schädel zu den Kopfmuskeln, und 4 untere Zungenbeinmuskeln, die wir zu den Halsmuskeln rechnen. Nach Ibn al-Quff gibt es 6 Zungenbeinmuskeln, die leider nur sehr kurz beschrieben werden, woraus nicht klar ersichtlich ist, welche im einzelnen gemeint sind.

Auf die Kehle werden 20 Muskeln bezogen, die in ihren paarweisen Verläufen angedeutet werden. Wie in den anderen Kapiteln bleibt der Name der innervierenden Nerven unerwähnt, es wird lediglich das 6. und 7. Hirnnervenpaar angegeben.

Die das Zungenbein (*al-ʿaẓm al-lāmī*) bewegenden Muskeln sind sechs: ein Paar mit breiten Einzelteilen (*afrād*), das von den beiden geraden Seiten seiner Faser[29] entspringt; sie beide gelangen in schräger Richtung (*ʿalā taʾrīb*) zu den breiten Teilen des Kinns (*laḥy asfal*). Sie haben beide die Aufgabe, es (das Zungenbein) nach oben zu ziehen und zu befestigen. Zwei kleine Muskeln beginnen an den beiden cornua minora ossis hyoidei[30] von den costae verae (*aḍlāʿ aṣ-ṣadr*)[31] und reichen bis zum Hals (*raqaba*); ihre Aufgabe ist es, gegenüber den beiden ersten Muskeln antagonistisch zu wirken.

[29] Statt *ḫaṭṭaihi* „der beiden Linien" des Textes lesen wir Ms. mit *ḫaiṭihī*.
[30] *aḍ-ḍilʿāni al-fauqāniyāni*, vgl. Fonahn, Nr. 1132 und 1140.
[31] Vgl. Fonahn, Nr. 1142.

Ein anderes Paar ist feiner als alle anderen, welches der Gelehrte Galen im *Kitāb al-ʿaḍal* (Buch der Muskeln) erwähnt und behauptet, daß keiner der Anatomen vor ihm das erkannt habe. Es entsteht von dem processus styloideus ossis temporalis (*az-zawā'id al-ibrīya*), gelangt bis an das untere Ende, wo sich diese Linie an den beiden Seiten ausstreckt; seine Aufgabe ist es, diesen Knochen hin und her (wörtl. nach beiden Seiten) zu ziehen, und der diese Muskeln trennende (*mufaṣṣil*) Nerv kommt von dem siebten und ein Teil gelangt zu ihm auch von dem sechsten Hirnnervenpaar.

Die Kehle (*ḥanǧara*) hat zwanzig Muskeln, wie Galen im 7. Teil der „*Manāfiʿ*" (*de usu partium = Über den Nutzen der Körperteile*) erwähnt: vier miteinanderlaufende entspringen von der cartilago thyreoidea (*al-ġuḍrūf at-tursī*); zwei davon entspringen von ihr und steigen von innen nach den beiden Rändern (*ḥāfa*) der cartilagines arytaenoideae (*ṭarǧahāl*) auf, an jeder Seite eins, wobei der eine dem anderen gleich ist. Ihre Aufgabe ist es, diese beiden Knorpel, den einen mit dem anderen, zu befestigen. Zwei davon entspringen außerhalb des Schildknorpels (*al-ġuḍrūf at-tursī*) an den beiden Seiten und sie verbinden sich mit den cartilagines arytaenoideae (*ġuḍrūf aṭ-ṭarǧahāl*). Ihre Aufgabe ist es, das erste Paar zu unterstützen, um den Schildknorpel zu schließen.

Weitere vier verbinden den Knorpel, der keinen Namen hat[32], mit der cartilago arytaenoidea (*ṭarǧahāl*). Ihre Aufgabe ist es, das oberste Ende des Arytaenoidae-Knorpels (*ṭarǧahāl*) zu öffnen; zwei davon ziehen ihn hin und her, damit sich die Öffnung der Kehle dadurch vergrößert, und zwei Muskeln liegen in der Kehle, die am Schildknorpel entstehen und sich mit dem Thyreoidea-Knorpel (*alǧuḍrūf al-awwal*) verbinden. Ihre Aufgabe ist es, die Öffnung der Kehle zu schließen.

Zwei Muskeln beziehen sich speziell auf den Arytaenoidea-Knorpel, sie liegen in der Breite an ihm, wobei der eine mit dem anderen verbunden ist. Ihre Aufgabe ist es, die bei ihm zusammenlaufenden Muskeln zu unterstützen, und, was diesen beiden Muskeln auch noch speziell obliegt, ist, daß sie beide die Epiglottis (*lisān al-mizmār*)[33] am Schließen hindern, wenn ein kräftiger Laut erzeugt wird. Denn jedesmal, wenn sie beide die Knorpelenden, auf welchen sie liegen, zusammenziehen, erhebt sich das, was mit seinem Ende verbunden ist, nach vorn und die Epiglottis verbindet sich mit ihm an dieser Stelle, wie du noch lernen wirst.

Zwei Muskeln entspringen von den beiden cornua majora ossis hyoidei (*aḍ-ḍilʿ al-munḫafiḍ min aḍlāʿ al-ʿaẓm al-lāmī*) und erstrecken

[32] Vgl. Fonahn, Nr. 1421 „cartilago innominata".
[33] Wörtl. „Zunge der Schalmei"; vgl. Fonahn, Nr. 1849.

sich in der Länge des Schildknorpels (*al-ġuḍrūf at-tursī*). Ihre Aufgabe ist es, ihn nach oben festzuhalten und ihn nach vorn von der cartilago fortzuziehen, die keinen Namen hat.

Zwei Muskeln, die der Breite nach an dem Schildknorpel liegen, liegen kreisförmig um die Speiseröhre (*marī'*). Ihre Aufgabe ist es, den erwähnten Knorpel anzuregen, sich zusammenzuziehen und sich dem Knorpel, der keinen Namen hat, zu nähern, so daß durch sie beide der Kanal der Kehle mehr verengt wird, als es durch die anderen Muskeln geschehen kann.

Die Kehle hat vier Muskeln, die sie mit anderen Organen teilt. Zwei Muskeln entspringen vom Schildknorpel und verlaufen schräg an den beiden Seiten der Luftröhre (*qaṣabat ar-ri'a*) her, und sie vereinigen sich mit dem sternum (*qaṣṣ*) an der Stelle, wo es sich mit der clavicula (*tarquwa*) verbindet. Sie beide ziehen den Schildknorpel ein wenig nach unten, sie halten ihn fest und ziehen ihn zusammen, damit er sich nicht übermäßig bei lautem Schreien ausdehnen kann. Analogerweise müssen die Ursprünge (*mabādi'*) dieser Muskeln unten liegen, weil die Muskeln (im allgemeinen) die Aufgabe haben, in Richtung auf ihre Ansätze anzuziehen. Das sind die Muskeln der Kehle gemäß den Darlegungen des gelehrten Galen in dem erwähnten Buch.

Was die Nerven betrifft, die diese Muskeln innervieren[34], so kommen sie vom sechsten und siebten Hirnnervenpaar.

Den Hals setzen zwei Paare in eine eigene Bewegung, das eine Paar nach rechts, das andere nach links, ferner ein Muskel, der nicht paarig ist (*fardī*). Einer von beiden neigt nach vorn, der andere nach hinten. Durch eines der beiden Paare geschieht die Bewegung des Kopfes seitwärts, vorwärts und nach hinten und eine drehende Bewegung. Ebenso wird über das andere Paar gelehrt. Dadurch, daß die beiden Paare sich aufrichten, findet die Aufrichtung des Kopfes statt; die Nerven dieser Muskeln kommen von den Nerven des Halses, wie du weißt. Gott weiß es am besten.

6. Über die Anatomie des Gehirns (I, 92)

Vorbemerkung:

Bei der Betrachtung der Anatomie des Gehirns dürfen wir keine umfassende Aufgliederung der einzelnen Gehirnabschnitte verlangen, sondern müssen von der Vorstellung der damaligen Zeit ausgehen, die

[34] Wörtl. „die diesen Muskeln Gefühl und willentliche Bewegung verleihen“.

im wesentlichen darin besteht, daß das Gehirn als Lebenszentrum angesehen wird, in dem der Lebensgeist gebildet wird und rauchende Dämpfe im Wechsel von innen nach außen durch die Schädeldecke hindurchdiffundieren.

So kommt es, daß sich die Darstellung der anatomischen Verhältnisse hauptsächlich mit den Hirnkammern, ventriculi cerebri, und ihren angrenzenden Hirnteilen befaßt. Es werden die beiden Seitenventrikel im Telencephalon, der 3. Ventrikel mit seinen recessūs und der 4. Ventrikel mit der tela choreoidea behandelt. Von letzterem ausgehend werden Öffnungen, Verbindungen beschrieben, durch welche die Ventrikelflüssigkeit als liquor cerebrospinalis in das cavum leptomeningicum abfließen kann (z.B. Foramen Luschkae, Foramen Magendii). Wegen der großen Bedeutung des Liquors als Inbegriff der Seele (Verdampfung, Hin- und Herfließen des Liquors) wird der Zusammensetzung der Hirnhäute viel Wert beigemessen. Es wird sehr genau eine harte Hirnhaut, dura mater, und eine weiche Hirnhaut, leptomeninx, unterschieden, wobei letztere morphologisch in eine äußere, Arachnoides, und eine innere, Pia mater, unterteilt wird. Zum Ganzen vgl. vgl. I. Wiberg, The Anatomy of the Brain in the Works of Galen and ʿAlī ʿAbbās, A comparative historical-anatomical study, in: Janus 19 (1914), S. 17–32 und 84–104.

Die Substanz des Gehirns ist eine weißfarbige Masse (*ǧirm*)[35] von feuchter Beschaffenheit und Zusammensetzung (*mizāǧ*); das Gehirn wird der Länge nach in zwei Hälften eingeteilt und der Breite nach sind drei Teile vorhanden, die „*buṭūn*" (d.h. ventriculi cerebri) genannt werden.

Der vordere Teil (*al-muqaddam*) davon ist weicher als der mittlere, dieser ist weicher als der hintere und er verjüngt sich allmählich zum Rückenmark (*nuḫāʿ* = medulla spinalis). Vom vorderen Teil, der an die Stirn angrenzt, entspringen zwei Auswüchse (*zāʾidatāni*), an jeder Hälfte ein Auswuchs, die den Brustwarzen (*ḥalamatā aṯ-ṯudy*) ähnlich sind. Durch sie beide findet die Wahrnehmung (*iḥsās*) des Geruchs

[35] *ǧirm* ist Körper als Volumen, während *ǧism* Körper als Träger von Substanz bedeutet.

statt, was du noch lernen wirst. In dem mittleren Teil des Gehirns zwischen dem vorderen und dem hinteren ist ein Durchgang, der vermis cerebelli (*dūda*) genannt wird; seine Substanz ähnelt der Substanz des Häutchens (*ġišā'*), es hat Gelenke (*mafāṣil*) in der Breite.

Die Ausdehnung des vorderen Ventrikels (*al-baṭn al-muqaddam*) ist größer als die des hinteren. Diesen Kanal (*maǧran*) umschließt an beiden Seiten ein Drüsenkörper (*laḥm ġudadī*), der *alyatān*[36] genannt wird. Wenn der Lebensgeist (*rūḥ*) im vorderen Ventrikel gekocht wird, dringt er nach dem hinteren Ventrikel durch den erwähnten Kanal. Bei einem solchen Vorgang zieht sich der Kanal zusammen, seine Breite nimmt zu, und die corpora quadrigemina (*al-alyatāni*) entfernen sich voneinander. An dem Ende des vorderen Ventrikels und vor Beginn des mittleren Ventrikels liegt eine Stelle, zu der sich das Blut ergießt, die infundibulum (*birka* = „Teich") genannt wird; in ihr wird die Luft (der Lebensgeist) gekocht, und aus ihr dringt er ein in den erwähnten „Wurm" (*dūda*); wenn er eindringt, wird der Kanal verstopft und dabei dehnt sich der Wurm, und die beiden erwähnten Auswüchse schließen sich über ihm. In der Substanz des Gehirns liegen rundförmige rote Teile, die *tazrīd* „Verkettung" genannt werden, mit Ausnahme der beiden den corpora quadrigemina (*alyatān*) ähnelnden Auswüchsen; denn sie sind frei von Verkettungen.

Zwei „Mütter des Gehirns"[37] genannte Häutchen umschließen das Gehirn; das eine davon ist von weicher Konsistenz; es grenzt an das Gehirn und wird *mašīmī* (pia mater) oder *al-umm ar-raqīqa* „pia mater" genannt; es ist ein Häutchen, in dem Venen und Arterien (ineinander) verwebt sind, und es dringt in das Gehirn am Ende des mittleren Ventrikels. Die andere Haut ist dick und von harter Konsistenz, sie grenzt an die Hirnschale und wird dura mater (*al-umm al-ǧāfiya*) genannt; es entspringen von diesem Häutchen Auswüchse, die zu der Hirnschale aufsteigen, durch die suturae (*šu'ūn*) hindurchgehen und am äußeren Schädel hinaustreten; von ihm entsteht ein anderes Häutchen über dem Schädel und unter der Haut, das pericranium (*simḥāq*) genannt wird. Die dura mater und pia mater entstehen an den Enden der Schädelknochen, die *ibrīya* („nadelig" = styloides) genannt werden. Das Gehirn hat Überschüsse, die aus den zu ihm aufsteigenden Körperdämpfen und den überschüssigen Speisen entstehen; diese muß das Gehirn abstoßen und herausschaffen. Die feinen Substanzen unter ihnen werden unsichtbar aufgelöst und kommen aus

[36] Text hat den Druckfehler *liṯatān* („Zahnfleisch", Dual); später nennt ihn der Verfasser *alyatān* = corpora quadrigemina des Gehirns (Fonahn, Nr. 340); im Ms. steht als Verbesserung am Rande *al-labbatān* = fossa jugularis, vgl. Fonahn, Nr. 1793; im lateinischen Avicenna (Ausgabe 1608) mit Alleba wiedergegeben, vgl. auch Fonahn, Nr. 1831, 1832.

[37] *ummā ad-dimāġ*, vgl. Fonahn, Nr. 3609.

den suturae (*šu'ūn*) heraus. Für die dicken Substanzen sind im unteren Teil des Ventrikels Durchgänge bereitet, aus welchen sie heraustreten. Der Überschuß dessen, was im vorderen Ventrikel entsteht, sinkt zu den beiden Nasenlöchern (*manḫarān*) hinab, in spiralförmigen Durchgängen durch die dura mater (*al-umm al-ǧāfiya*), weiter zum Siebbein (*miṣfāt*, os ethmoiseum), in dem auch spiralförmige Durchgänge vorhanden sind. Darauf sinkt er zu den beiden Nasenlöchern hinab, wobei die äußere Luft ihn erwärmt.

Was den Überschuß des mittleren und hinteren Ventrikels betrifft, so tritt er von dem oberen Teil des Gaumens (*ḥanak*) durch zwei Kanäle heraus, welche schräg zum Mund herabsinken; diese verbinden sich miteinander, und beide vereinigen sich zu einem runden, hohlen, tiefen Kanal, der immer enger wird bis zum oberen Teil des Gaumens. Der obere Teil dieses Kanals wird „Wasserschüssel" (*ābzan*)[38], sein unterer Teil „Trichter" (*qam'*) genannt; seine Substanz ist wie ein Häutchen (*ġišā'ī*). Den Kanal umfaßt ein Verbindungsstrang (*iltiḥāmīya*)[39]; wenn er an ihm vorbeiläuft, liegt darunter eine Drüse (*ġudda* = glandula), die einer abgeplatteten Kugel (*ukra*) ähnlich ist; sie ist es, die den Zwischenraum ausfüllt, der zwischen den Teilen der Retina (*aṭ-ṭabaqa aš-šabakīya*) entsteht. Dann geht der Kanal an dem Knochen, der dem Sieb (*miṣfāt*) ähnlich ist, an dem oberen Teil des Gaumens (*ḥanak*) vorbei. Das ist die Gestalt (*hai'a*)[40] des Gehirns.

Der Nutzen des Gehirns ist bekannt, und zwar übermittelt es das, was ihm die sinnlichen Wahrnehmungen und die Bewegung zuleiten. Die Erklärung dessen ist nicht Aufgabe des Chirurgen. Die Lage des Gehirns ist an der höchsten Stelle des Körpers (*binya*), damit das Auge Schädigungen überschauen kann, so daß man davor zu fliehen vermag, und ferner Vorteile, so daß man sich ihnen nähern kann. Seine Farbe ist weißlich, denn dadurch ist es imstande, von ihm ausgehende Handlungen zu vollziehen. Seine Konsistenz ist feucht, und ebenso seine Zusammensetzung (*mizāǧ*), damit die in ihm sich prägenden Ideen leichter geprägt werden, und die sich in ihm bildenden Wahrnehmungen leichter gestaltet werden; damit es durch die vielen Bewegungen nicht trocken wird, und damit aus ihm zarte Nerven entstehen. Es ist der Länge nach geteilt, so daß jede Höhlung (*baṭn*) in zwei Höhlungen zerfällt, und das wegen des Nutzens, der in der Paarigkeit liegt, wie man ja weiß. Der Breite nach ist es in die erwähnten Teile eingeteilt, weil es der Ausgangspunkt für zahlreiche Kräfte ist. Viele Höhlen (*buṭūn*) sind erforderlich, damit jede Höhlung von ihnen für etwas geeignet sei, wozu die andere nicht geeignet ist.

[38] Persisch „a particular kind of bathing-vessel made of copper or iron", vgl. F. Steingass, *Persian-English Dictionary*, S. 8.

[39] *iltiḥām* = synarthrosis.

[40] D.h. die anatomische Struktur.

Die vordere Höhlung ist die weicheste von ihnen, damit aus ihr weiche, zarte Nerven entspringen können und das leicht zu erfassen imstande sind, was sie erfaßt. Am härtesten von ihnen ist der hintere Teil, damit aus ihm die für die Bewegung geeigneten Nerven entspringen können.

Den Nutzen der den Brustwarzen ähnlichen Auswüchse wirst du noch kennenlernen.

Der Nutzen des „Wurms" (*dūda*) besteht darin, daß er Passage und Durchgang ist für dasjenige, das vom vorderen zum hinteren Ventrikel durchzugehen hat. Seine Substanz ist ähnlich der Substanz des Häutchens[41], damit er fähig ist, sich auszudehnen oder zusammenzuziehen. Seine Teile wurden der Breite nach angelegt, um all dies zu vollbringen; denn wenn sie der Länge nach oder schräg angelegt wären, würde all das durch ihn nicht vollbracht. Sein Ende (Spitze) beim vorderen Ventrikel ist umfangreicher, weil das Blut hier reichlich und dick ist. Daher hat dieses Ende Raum nötig, damit es nicht verstopft wird, und es umschließen es die beiden corpora quadrigemina (*alyatāni*) und zwar deshalb, damit sie es zusammenhalten und es fest geschlossen bleibt.

Der Nutzen der Presse (*miʿṣara*) liegt darin, daß das Blut in ihr gekocht wird. Was die Verknotung (*tazrīd*) betrifft, so ist sie dadurch begründet, daß die Substanz des Gehirns in die animalische Seele eintreten kann, wobei die Substanz gut gekocht ist. Die beiden corpora quadrigemina sind von der Verknotung frei, damit sie fest aufeinanderliegen und fest schließen können. Zwei Häutchen umgeben das Gehirn, damit sie es schützen, von ihm Schädigungen fernhalten, in ihm seine natürliche Wärme (*ḥarāra ġarīzīya*) zurückhalten und seine Substanz zusammenhalten. Die dünne (Haut) schließt sich unmittelbar an das Gehirn wegen seiner weichen Substanz an, so daß sie das Gehirn durch die Härte ihrer Substanz nicht schädigen kann. Die dicke (Haut) grenzt an den Schädel, damit sie auch vermittelt zwischen der dünnen Haut und der Substanz des Knochens. Aus diesem Häutchen entspringen Bänder[42] (*ribāṭāt*), die sich mit den Schädelnähten (*šuʾūn*) verbinden, und zwar deshalb, damit es sich über die Substanz des Gehirns erheben kann. Die feinen Überschüsse (*fuḍūl*) des Gehirns gehen aus den Nähten des Schädels heraus, weil sie nach dem Naturgesetz nach oben streben. So geschieht das Austreten der Überschüsse aufgrund ihrer Veranlagung (wörtl. „Neigung"), nämlich nach oben zu streben, da dies leichter und sanfter ist. Aus eben demselben Grunde tritt das Dicke (der Überschüsse) nach unten heraus. Der

[41] Um welches *ġišā'* es sich handelt, ist im Text nicht gesagt; vermutlich um die Arachnoidea, die mit der Pia Mater zusammen Leptomeninx genannt wird.

[42] Das sind die Arachnoides.

vordere Ventrikel (*al-baṭn al-muqaddam*) stößt unabhängig davon seine Überschüsse durch einen einzigen Kanal aus, weil er sehr groß ist. Der mittlere und hintere Teil nimmt an einem Ventrikel teil, weil die meisten Überschüsse (*fuḍūl*) des hinteren (Ventrikels) in Verbindung mit der medulla spinalis (*nuḫā'*) abgestoßen werden. Der Kanal mit den Überschüssen (*faḍalāt*)[43] ist gerade, damit sie allmählich herabkommen und der Kanal nicht verstopft wird. Der obere Teil des mittleren und des hinteren Kanals wird „Schlüssel" (*ābzan*)[44] genannt, weil er die Überschüsse sammelt, und sein unterer Teil wird „Trichter" (*qam'*)[45] genannt, weil er ihm (dem Trichter) ähnlich ist. Seine Substanz wurde wie eine Haut (*ġišā'ī*) geschaffen, damit sie sich, wenn nötig, ausdehnen, und, wenn nicht nötig, zusammenziehen (*inḍimām*) kann.

Der Nutzen der Drüse (*ġudda*)[46] besteht darin, daß sie die verflochtenen Arterien stützt, deren Anordnung erhält und den zwischen ihnen bestehenden Raum ausfüllt. Gott weiß das Richtige am besten.

7. Über die Anatomie des Rückenmarks (I, 94)

Vorbemerkung:

Das Rückenmark wird als Bote und Stellvertreter des Gehirns bezeichnet und in seinem Verlauf mit seinen Häuten beschrieben. Als Erklärung für seine Verjüngung bis hin zur cauda equina wird angegeben, daß caudal auch weniger Organe seien, die des Gefühls und der Bewegung bedürfen.

Das Rückenmark (*nuḫā'* = medulla spinalis) ist der Bote und Stellvertreter des Gehirns. Es verhält sich zu ihm wie sich ein großer, fließender Strom zu einer großen Quelle verhält. Die von ihm ent-

[43] Daß zwischen *fuḍūl* (περισσώματα) und *faḍalāt* „Garkochungsschlacken, Überschüsse" eine Nuance besteht, glauben wir nicht.
[44] Vgl. Anm. 38.
[45] Fonahn, No. 2713 „infundibulum cerebri".
[46] Vgl. *ġudda mustadīra* „hypophysis cerebri", s. Fonahn, Nr. 1415.

stehenden Nerven verhalten sich wie die Bäche und Wasserläufe zu dem Strom.

Was die Art seines Ursprungs betrifft, so wird der hintere Ventrikel, wenn er zu seinem Ende gelangt, dünner und sinkt zu den Löchern der Rückenwirbel hinab. Die beiden Mütter des Gehirns, die pia und dura mater, umgeben das Rückenmark und beide umgibt ein drittes Häutchen von fester Konsistenz, das aus dem Schädelknochen hervorgeht. Dieses Häutchen umgeben viele, klebrige Körpersäfte (*ruṭūbāt*). Beim Abgang des Rückenmarks vom Gehirn wird es, je weiter es vom Gehirn entfernt ist, dünner. Wenn es zu dem Ende des Wirbelkanals gelangt ist, wird es äußerst dünn. Seine Konsistenz ist nicht so weich wie das Gehirn, aber härter als der Nerv und ähnelt ihm (dem Gehirn) in der Farbe. Die Art, wie die Nerven aus ihm entstehen, kennst du bereits. Das ist die Struktur des Rückenmarks.

Der Nutzen des Rückenmarks ist bekannt. Die Körperorgane zerfallen in zweierlei Art: entweder nahe oder fern vom Gehirn. Die nahen erhalten ihr Gefühl und ihre Bewegung vom Gehirn, denn es besteht keine Sorge, daß seine Nerven Verletzungen (*āfāt*) ausgesetzt sind, weil die Entfernung kurz ist. Der Nerv der entfernten Organe muß aber eine weite Entfernung durchlaufen, was ihn Verletzungen (*āfāt*) aussetzt. Da es sich so verhält, war der erhabene Schöpfer gnädig und schickte einen Teil vom Gehirn in die Rückenwirbel, damit er den genannten, ihm benachbart liegenden Organen Gefühl und Bewegung verleihe; diesen Teil umgeben „die beiden Mütter des Gehirns", damit sie seine Substanz schützen. Noch ein drittes Häutchen von harter Konsistenz umgibt diesen Teil, weil er wegen der ständigen Bewegungen mit den Rückenwirbeln beim Beugen, Biegen und Aufrichten Schädigungen (*āfāt*) ausgesetzt ist. So sind für das Rückenmark Vorsichtsmaßnahmen getroffen und seine Substanz ist dadurch, daß sie durch dieses Häutchen umgeben ist, geschützt. Gelobt sei der weise Schöpfer!

Viele Feuchtigkeiten umgeben dieses Häutchen, um es zu befeuchten und zu benetzen, damit es wegen der ständigen Bewegung keine Trockenheit befällt, ganz besonders, weil es aufgrund seiner harten Konstitution dazu neigt.

Das Rückenmark wird immer dünner, je weiter es sich vom Gehirn entfernt, weil die Organe, die notwendig sind, um Gefühl und Bewegung zu geben, immer geringer werden. An seinem Ende (cauda equina) wird es äußerst dünn, damit aus ihm ein einzelner Nerv entstehen kann. Seine Konsistenz ist härter als die des Gehirns, damit aus ihm die Nerven der Bewegung entstehen können. Dem Gehirn ist es in der Farbe ähnlich und kommt ihm nahe in seiner Konsistenz, weil es einem anderen Teil des Körpers das übermittelt, was es von dem Gehirn übernommen hat. Gott weiß es am besten.

8. Über die Anatomie der Augen[47] (I, 95)

Vorbemerkung:

Die Wandschichten des bulbus oculi sind sehr genau beobachtet und aufgezeichnet worden.

Tunica externa oculi, tunica media sive vasculosa oculi und tunica interna sive nervosa oculi lassen sich in dem vorliegenden Kapitel nahezu vollständig herauslesen.

Auch Kammerwasser, Linse und Glaskörper werden behandelt.

Bei Galen ist über das Auge festgestellt worden, daß es aus sieben Schichten und drei Flüssigkeiten zusammengesetzt ist.

Die Schichten (*ṭabaqāt*)[48] bestehen aus der harten (*ṣulbīya*), chorioidea (*mašīmīya*), der Retina (*šabakīya*), arachnoidea (*ʿankabūtīya*), der Iris (*ʿinabīya*), cornea (*qarnīya*) und der conjunctiva (*multaḥima*).

[47] Gerade über das Auge sind wir in der arabischen Medizin durch die Arbeiten von Max Meyerhof gut unterrichtet. Es seien nur die wichtigsten genannt: Max Meyerhof und Curt Prüfer, *Die Augenanatomie des Ḥunain b. Isḥāq*, in: Arch. f. Gesch. d. Medizin IV, 1910, S. 163–167; Paul Sbath et Max Meyerhof, *Le Livre des questions sur l'oeil de Ḥonain Ibn Isḥāq*, Cairo 1938; Max Meyerhof, *The Book of the ten treatises on the eye ascribed to Ḥunain Ibn Isḥāq*, Kairo 1928; Max Meyerhof, *Al-Morchid fi'l-kohhl ou le Guide d'oculiste*, Ouvrage inédit de l'oculiste arabe-espagnol Moḥammad ibn Qassoûm ibn Aslam al-Ghâfiqî (XIIe siècle), Barcelona 1933. Schon früher hatten Julius Hirschberg, Julius Lippert und Eugen Mittwoch, *Die arabischen Augenärzte nach den Quellen bearbeitet*, 2 Bde., Leipzig 1904/1905 veröffentlicht. Die Augenheilkunde des Ibn Sīnā wurde aus dem Arabischen übersetzt und erläutert von Julius Hirschberg und Julius Lippert, Leipzig 1902. Bemerkenswert ist, daß Ibn al-Quff zwar die Anatomie der Augen bringt, aber die Behandlung der Augenkrankheiten nicht erwähnt, weil das die Aufgabe der Augenärzte (*kaḥḥālīn*) ist.

[48] Die Benennungen der Augenhäute sind Übersetzungen der Bezeichnungen Galens, vgl. Julius Hirschberg und Julius Lippert, *ʿAlī ibn ʿIsā, Erinnerungsbuch für Augenärzte*, Leipzig 1904, S. 120; Casy A. Wood, *Memorandum Book of a Tenth Century Occulist*, Chicago 1936; Eilhard Wiedemann, Zentralblatt f. prakt. Augenheilkunde, 1910, S. 6ff., und besonders die in der Literatur aufgeführten Arbeiten von Max Meyerhof.

Die Flüssigkeiten (*ruṭūbāt*) sind die gläsrige (*zuǧāǧīya*), kristallinische (*ǧalīdīya*) und albuminoide (*baiḍīya*).

Was die Art ihrer Existenz betrifft, so lehre ich, wie du weißt, daß das erste Paar von den Hirnnerven zu den Augen gelangt, in welchem die Sehkraft ist, die im Inneren (*taǧwīf* = Höhlung)[49] des Nervs fließt, wobei die dura und pia mater das Nervenpaar umschließen. Wenn der Nerv aus der Augenhöhle (*ǧauba*) hervortritt, trennt sich von ihm die dura mater und teilt sich in feine Zweige auf und diese verflechten sich miteinander; aus ihr (dura mater) entsteht eine Schicht, die die harte (*ṣulabīya*) genannt wird; dann trennt sich von ihr die pia mater und es geschieht mit ihr dasselbe, was mit jener geschehen ist; aus ihr entsteht eine chorioidea (*mašīmīya*) genannte Schicht. Dem Nerv selbst geschieht, was jenen geschehen ist: aus ihm entsteht die Netzhaut (*šabakīya*). Darauf bildet sich mitten in dieser Schicht eine klare, rötliche Flüssigkeit, die die gläsrige (*zuǧāǧīya*) genannt wird. Dann bildet sich in der Mitte dieser ein durchsichtiger, heller (*naiyir*) Körper von harter Konsistenz und runder Form. An ihm ist vorn eine sehr geringe Abplattung, die kristallinische oder hagelkörnige (*ǧalīdīya wa-baradīya*) oder linsenförmige (*ʿadasīya*) Flüssigkeit[50] genannt wird. Die Hälfte (*niṣf*) davon ist in die erwähnte Flüssigkeit getaucht. Die Griechen pflegten diese Hälfte vom Auge Regenbogen (*qaus quzaḥ*) zu nennen, weil darin verschiedene Farben enthalten sind; sie nannten sie auch „Kranz" (*iklīl*) wegen ihrer runden Form; dann umgibt die aus der kristallinischen Linse hervorgetretene Hälfte ein äußerst feines Häutchen, das einem Spinnengewebe ähnlich ist und arachnoidea (*aṭ-ṭabaqa al-ʿankabūtīya*) genannt wird. Diese Schicht entsteht aus der Retina (*šabakīya*). Dann bedeckt dieses Häutchen eine weiße, klare, helle Flüssigkeit, die albuminoide (*ar-ruṭūba al-baiḍīya*) genannt wird; diese Flüssigkeit überzieht ein dichter, farbiger Körper, der manchmal schwarz und manchmal himmelblau (*āsmānǧūnīya*) sein kann. In der Mitte der Iris ist ein Loch, das dem Halbkreis einer Traube ähnlich ist, deren Zotten (*ḫaml*) nach innen, deren glatte Mitte nach außen liegen; sie wird Traubenhaut (*aṭ-ṭabaqa al-ʿinabīya*) genannt. Diese Schicht (*ṭabaqa*) entstammt der *ṭabaqa al-mašīmīya*. Die Teile dieser Schicht sind verschieden dick. Diejenigen, die dem Loch nahe sind, sind dicker als die, die von ihm entfernt liegen. Dann überzieht diesen Körper ein anderer, durchsichtiger Körper, der in seiner Farbe einem feinen, weißen Horn ähnelt, das ausgehauen und verdünnt ist; es hat vier Schichten von äußerster Feinheit. Diese Schicht nimmt ihren Ursprung von der *ṭabaqa ṣulabīya*. Das,

[49] Ist hier als Hohlraum, Höhlung aufgefaßt; vgl. Max Meyerhof, *Muršid*, S. 136.

[50] Alle drei Adjektive bezeichnen die lens crystallina, vgl. dazu auch Fonahn, No. 2836.

was in der Pupille (*ḥadaqa*) enthalten ist, wird von einem weißen, sich an den Rändern der cornea (*qarnīya*) anschließenden Körper, Bindehaut (*multaḥim*) genannt, umfaßt. Sein Ursprung liegt im Pericranium (*simḥāq*), denn er senkt sich von oben auf den Knochen und gelangt darauf zu dem, was wir erwähnt haben; aus ihm entsteht dieses Häutchen. Das ist die Struktur des Auges.

Der Nutzen des Auges ist bekannt, nämlich die sichtbaren Dinge zu erfassen; deshalb ist das Auge hoch oben am Kopf angebracht. Es verhält sich zum Körper wie der Spähtrupp zum Heer, wobei der beste Platz für den Spähtrupp die erhöhten Stellen sind. Die harte Schicht (*aṭ-ṭabaqa aṣ-ṣulbīya*) wurde so geschaffen, um zwischen den harten Knochen und den übrigen Weichteilen zu vermitteln. Die *mašīmīya* ist geschaffen, damit in ihr die Nahrung und natürliche Wärme dem Auge zugeführt werden kann. Die gläserne Feuchtigkeit ist geschaffen, damit sie zwischen der Umsetzung des Blutes und der *ruṭūba ǧalīdīya* vermittelt; denn da es nicht möglich ist, daß das Blut die erwähnte Flüssigkeit übernimmt, weil zu befürchten ist, daß es seine Farbe wechseln könnte, wurde diese (Feuchtigkeit) geschaffen, damit sie die Mittlerin dabei sei; sie ist klar, weil sie eine klare Substanz ernährt. Sie wird mit diesem Namen bezeichnet, weil sie in ihrer Farbe und Konsistenz geschmolzenem Glas ähnlich ist.

Die *ǧalīdīya* liegt in der Mitte, damit von ihr Schädigungen ferngehalten werden. Daher ist sie auch von runder Gestalt. Sie ist durchsichtig, d.h. farblos geschaffen, damit sie sich zu allen Farben gleich verhält; sie besitzt eine sehr geringe Abplattung, damit sie an ihrer Stelle verharrt, und damit sie die sichtbaren Gegenstände an mehr als einem Punkte aufnehmen kann. Die arachnoidea ist geschaffen, um zu vermitteln zwischen der kristallinischen und albuminoiden Flüssigkeit, die der Überschuß ihrer Nahrung ist. Die albuminoidea ist geschaffen, damit sie die kristallinische von der rauhen *ʿinabīya* trennt, um diese von der trockenen äußeren Luft zu trennen; sie ist klar, damit sie sichtbare Gegenstände nicht verschleiert, und weil der Überschuß der reinen Nahrung klar ist. Die traubenförmige Schicht ist geschaffen, um den Seheindruck[51] zu sammeln und es daran zu hindern, seine Farbe zu verstreuen, und damit sie zwischen den weichen Flüssigkeiten und der harten Hornhaut vermittelt. Sie ist durchlöchert, weil sie, da sie dicht und farbig ist, den Seheindruck am Eindringen hindert. Daher ist sie durchlöchert[52]. Ihr Inneres ist grob, damit alle ihre Teile die weiße Flüssigkeit berühren können[53],

[51] *ar-rūḥ al-bāṣir,* von Max Meyerhof, *Muršid,* S. 15 und 136 „esprit visuel" übersetzt.

[52] Mit Ms. lesen wir *ṯuqibat* anstatt *naḍaba* „ausgetrocknet" des Textes.

[53] Statt *yumaiyilu* oder *yumīlu* lesen wir mit Ms. *tumsiku.*

damit die Trockenheit keinen ihrer Teile befällt. Man behauptet: damit[54] alle Teile das Wasser berühren können bei deiner Behandlung des Patienten, wenn es (das Wasser) durch Starstich (*qadḥ*)[55] von der Pupille ferngehalten wird. Das ist eine falsche Lehre; denn erstens ist das nur bei einzelnen Menschen notwendig. Zweitens haben die Teile, die um das Loch sind, auch Zotten (*ḫaml*).

Die cornea ist so geschaffen, um die *ǧalīdīya* zu bedecken und zu schützen, und den Seheindruck vor dem Zerstreutwerden zu bewahren. Diese cornea hat kein Loch, weil sie durch sein Fehlen keine andere Farbe nötig hat[56]. Diese (*ǧalīdīya*) ist aus Schichten zusammengesetzt, weil zu befürchten ist, daß sie zerreißen kann. Denn, weil sie enthüllt (d.h. offen) liegt und Schädigungen ausgesetzt ist, ist sie derartig geschaffen. — Die Bindehaut (*multaḥim*) ist geschaffen, um die Lagen der Schichten des Auges dadurch zu bewahren, daß sie sich an diese Schichten anschließt. Betrachte diese schöne Schöpfung und vollkommene Anordnung in den genannten Schichten. Gesegnet sei der weise Schöpfer. Gott weiß es am besten.

9. Über die Anatomie des Geruchsorgans (I, 98)

Vorbemerkung:

Das Geruchsorgan wird in seinem Verlauf vom bulbus olfactorius bis zur regio olfactoria, dem Riechfeld der Nasenschleimhaut, als fortlaufender Kanal beschrieben.

Besonders hervorgehoben wird — wie auch an anderen Stellen des Buches — der große Nutzen der doppelt angelegten, paarigen Anordnung des Organs.

---

[54] Der folgende Satz ist uns nicht ganz klar. Daß *mā'* in der Augenheilkunde der Terminus für „Katarakt“ ist, führt uns zum Verständnis nicht weiter.

[55] Terminus für „paracentèse de la cataracte“, vgl. Paul Sbath und Max Meyerhof, *Le Livre des Questions sur l'oeil*, S. 138; *Muršid*, S. 141.

[56] Während das Durchlöcherte, d.i. die Regenbogenhaut = Iris stark gefärbt ist. Zur Sache vgl. Sbath und Meyerhof, *Le Livre des Questions sur l'oeil*, Nr. 27 und 28.

Du weißt, daß aus dem vorderen Ventrikel zwei den Brustwarzen ähnliche Auswüchse wachsen. Wenn diese beiden Auswüchse hervortreten, verlassen sie die weiche Substanz des Gehirns, ohne daß die harte Beschaffenheit eines Nervs bei beiden vorliegt. Jeder dieser beiden hat einen dicken Ursprung; nach seinem Ende zu wird er ganz allmählich dünner. Jeder der beiden hat ein dem Gefühl verborgene Löcher, wie Galen im 9. Teil des Buches *'Amal at-tašrīḥ* (Die große Anatomie) erwähnt hat. Beide liegen im Innern des Schädels und der Geruch gelangt durch die beiden Nasenlöcher (*manharān*) zu ihnen, und es trennt beide Nasenlöcher die knorpelige Nasenscheidewand, wie du schon gelernt hast. Wenn sie beide zur mittleren Nase kommen, teilen sie sich in zwei Teile: der eine geht schräg zum äußeren Mund, während der andere emporsteigt, bis er zu dem Siebknochen (*al-'aẓm al-mušāšī*), der einem Sieb (*miṣfāt*) ähnlich ist, durch spiralförmige Löcher gelangt, dann kommt dieser zur dura mater (*al-umm al-ǧāfiya*), von dort zu den beiden erwähnten Auswüchsen. Wenn du das gelernt hast, lehren wir: der Nutzen von diesen beiden Auswüchsen ist klar und besteht darin, die Gerüche zu erkennen. Deshalb wird, wenn beiden eine Schädigung zustößt, ihre Wahrnehmung verändert. Wenn im Geruchskanal eine Verstopfung vorliegt, so daß sie verhindert, daß der Geruch zu beiden gelangen kann, wird für uns die Geruchswahrnehmung gestört. Sie beide entspringen aus dem vorderen Teil des Gehirns, weil er feuchter ist, so daß er für die Wahrnehmung geeigneter ist, und weil der erwähnte Ventrikel der Sitz für das Vermögen ist, das die Gerüche und anderes zu den fünf Sinnen gehörige wahrnehmen kann, nämlich der sensus communis (*al-ḥiss al-muštarik*). Es gibt zwei Auswüchse, weil in der Paarigkeit ein Nutzen liegt. Ihr Ursprung ist dick, damit beide an ihrer Stelle bleiben; in ihnen ist ein Loch geschaffen, damit durch sie der Geruch zu ihrem Inneren durchdringt. Sie liegen im Innern des Schädels, damit sie sich an einer geschützten Stelle befinden und Schädigungen ihnen nicht zustoßen. Der Kanal der Nase ist zweifach angelegt, weil in der Verdoppelung ein Nutzen liegt. Jedes der beiden Nasenlöcher führt zu dem oberen Gaumen (*ḥanak*) und in der Richtung der beiden genannten Auswüchse, um die Luft einzuatmen; denn da die Bewegung des Mundes beim Schließen und Öffnen willkürlich ist, wobei sie im Schlaf oder bei Achtlosigkeit still liegt, und da du weißt, daß das Bedürfnis, Luft einzuatmen, eine Notwendigkeit ist, so ist ein immer geöffneter Kanal nötig, im Schlaf sowie beim Wachsein, damit durch ihn die kalte Luft zum Herzen dringt und der rauchige Dampf aus ihm austritt, und auch, damit der Geruch zu ihm gelangt. Deshalb stärkt der gute und angenehme Geruch das Herz, während der üble und widerliche es schädigt. Soweit ist das jetzt klar! Wenn es der organischen Kraft möglich ist, ein einziges Organ für zwei Funktionen zu gebrauchen, dann braucht sie es (dazu); denn viele Organe belasten[57] die Natur, wenn sie Nutzen bringen und Schädigungen abhalten soll. Daher ist für die beiden Nasenlöcher nur ein Loch zum Herzen angebracht. Spiralförmige Geruchskanäle sind geschaffen, damit sie die Heftigkeit der zu den erwähnten Auswüchsen gelangenden Luft brechen, und damit von ihr die schlechten Verschmutzungen, die sich mit ihr mischen, losgelöst werden. Diese Löcher haben noch einen anderen Nutzen, weil sie der Weg für die aus dem Gehirn herabsinkenden Überschüsse sind. Das geschieht deshalb, weil die Vorsehung es eingerichtet hat, die Organe zu vermindern, denn in ihrer Vermehrung liegt das, was du weißt (nämlich eine Belastung für die Natur).

10. Über die Anatomie der Lippen und der Zunge (I, 99)

Vorbemerkung:

Bei der Zusammensetzung der Lippen werden Muskeln und Gewebe (hier als „Fleisch" (*laḥm*) bezeichnet) unterschieden. Nur kurz wird die Bedeutung der Lippen erläutert. Bei der Beschreibung der anatomischen Verhältnisse der Zunge hält es der Autor für nicht so wichtig, Muskeln, Gefäße und Nerven näher zu bezeichnen, sondern beschränkt sich auf die Schilderung der Schleimhaut und die in Nähe der Zunge in der Mundhöhle gelegenen Speicheldrüsen. Für ihn sind letztere Bestandteile der Zunge.

Außerdem bemüht er sich, ein klares Bild von der Physiologie der Zunge herauszustellen.

Die Substanz der Lippen ist aus Fleisch (*laḥm*) und Muskeln von weicher Konsistenz zusammengesetzt, wobei ihre Haut an sie angeklebt ist. Ihr Nutzen ist es, den Mund zu stärken und sein Austrocknen zu verhindern. Zweitens: um beim Reden zu helfen und das zu sich

[57] Lies *ma'una* statt *mu'diya* (Text *mu'dina*).

zu nehmen, was der Mensch zu sich nimmt, oder das zu spucken, was man aus dem Mund auswirft.

Drittens: auch bei einigen Tieren beim Fressen, Zerreißen und Beißen zu helfen.

Es gibt zwei Lippen, um die Zähne vollkommen zu verbergen; ihre Bewegung geschieht freiwillig, damit sie sich bei Bedarf öffnen und schließen, wenn es nicht nötig ist. Ihre Substanz ist aus folgenden Gründen so geschaffen, wie wir erwähnt haben: Was das Fleisch betrifft, so ist es geschaffen, damit die Lippen das fühlen, was auf sie kommt. Was die Muskeln betrifft, so sind sie geschaffen, damit die Lippen eigene Bewegung haben; ihre Muskeln sind weich, damit den Lippen die Bewegung leicht gemacht wird. Ihre Haut hängt mit ihrer Substanz zusammen, damit das Bewegungsvermögen erfolgen kann.

Die Substanz der Zunge ist aus zartem (*saḫīf*) und weißfarbigem Fleisch zusammengesetzt; sie ist der Länge nach in zwei Hälften eingeteilt, die der sutura sagittalis (*ad-darz as-sahmī*) parallel laufen. Der Ursprung der Zunge beginnt dort, wo der Larynx sich schließt, und ist dick; die Zunge wird dann allmählich dünner, bis sie zu ihrer Spitze gelangt. Ein dünnes Häutchen umgibt sie, das weicher ist als das Häutchen, das die Mundhöhle auskleidet. Unter ihr liegt ein kräftiges Band, das mit dem Unterkiefer (*laḥy*) verbunden ist. Bei diesem Band befinden sich Gefäße[58] (*ʿurūq*) in Gestalt von Arterien, d.h., daß sie aus zwei Membranen bestehen; ihr Ansatz liegt bei dem Ursprung der Zunge; sie gelangen mit ihren Mündungen zu dieser Stelle, in ihnen fließt eine speichelähnliche, angenehm zu schmeckende Flüssigkeit, und diese Gefäße (*ʿurūq*) heißen: „Schleim ausgießende" und „die sekretierenden" (*sābikat al-luʿāb wa-rāšiḥa*). Diese Gefäße umgibt ein Drüsenfleisch (*laḥm ġudadī*), das „Speichelerzeuger" (*al-muwallid lil-luʿāb* = glandula sublingualis[59]) genannt wird. Zu der Zunge kommen Venen und Arterien, die ihr die rote Farbe verleihen, ferner kommen zu ihr auch Muskeln und Nerven, wie du schon weißt.

Der von der Zunge kommende Nutzen ist bekannt, und zwar besteht er darin, die Speisen zu kosten, die Buchstaben auszusprechen und beim Schlucken zu helfen. Sie ist aus Fleisch geschaffen, damit sie gefügiger ist bei dem, was wir genannt haben. Ihre Substanz ist zart (*saḫīf*) geschaffen, damit ihr Körper (*ǧirm*) leichter und gefügiger ist bei den genannten Aufgaben. Ihre Farbe ist weiß[60], um sie aufzulockern (? porös zu machen). Sie ist der Länge nach in zwei Hälften geteilt, weil in der Paarigkeit ein Nutzen liegt. Sie ist dick, damit sie

[58] Hierbei handelt es sich um Drüsenausführungsgänge.
[59] Speicheldrüse.
[60] Gemeint ist wohl der weiße Zungenbelag. Zur Begründung der weißen Farbe wird *li-taḫalḫulihī* angegeben, für das wir keine sinnvolle Bedeutung finden.

besser an ihrer Stelle bleiben und verharren kann. Ihre Spitze ist dünn, damit sie sich leicht bewegen, die Speisen umwenden und die Seiten des Mundes und die Wurzeln der Zähne von den Resten der Speisen reinigen kann. Ein Häutchen umgibt sie, damit es ihr ein Tastgefühl verleiht und ihre Substanz schützt. Die zarte Beschaffenheit dieses Häutchens bewirkt eine gefügigere Bewegung. Unter ihr ist ein Band geschaffen, um sie vor Erschütterungen und Lockerwerden bei ihrer Bewegung zu bewahren. Das Band ist mit der unteren Seite und nicht mit der Spitze der Zunge verbunden deshalb, damit es die Zunge bei der Bewegung nicht hindert und sie nicht abhält, den oberen Gaumen und die oberen Zähne zu erreichen. Dadurch ist sie imstande, viele Buchstaben auszusprechen. Eine speichelartige Flüssigkeit gelangt immer zu ihr, um sie feucht zu halten und die Konsistenz der aufgenommenen Nahrung zu verdünnen. Die Flüssigkeit ist süß, damit sie sich zu allen Speisen gleichmäßig verhält. Ihre Gefäße sind aus zwei Schichten (*ṭabaqa*) zusammengesetzt, damit das Blut in ihnen sehr gut zurückgehalten (*inḥaṣara*) wird und nicht verdunstet, bevor es zur Flüssigkeit wird. Ein drüsenartiges Gewebe (*laḥm ġudadī*) umgibt sie, um bei der Erzeugung der genannten Flüssigkeit zu helfen.

Der Nutzen der Verbindung der Venen (*aurida*), Arterien (*šarāyīn*) Nerven und Muskeln mit der Zunge ist bekannt. Die Venen sind da, um sie zu ernähren, die Adern, um Leben zu verleihen, die Nerven, um Gefühl und Bewegung zu geben, und die Muskeln, um die freiwillige Bewegung zu ermöglichen. Gott weiß es am besten.

11. Über die Anatomie des Hörorgans (I, 100)

Vorbemerkung:

Laut diesem Kapitel sind zwei Fakten für die Existenz des Hörorgans von Wichtigkeit, zum ersten das 5. Hirnnervenpaar (gemeint ist der 8. Hirnnerv, der n. stato-acusticus) und zum zweiten das äußere Ohr zum Sammeln der Luft.

Das Zustandekommen des Hörens geschieht durch Aufprall von Luft (gemeint ist Schall) auf das Trommelfell, von dem der Hörnerv den Schall weiterleiten soll. Die Gehörknöchelchenkette ist in diesem Kapitel nicht erwähnt, ob sie in ihrer Anatomie und physiologischen Bedeutung erfaßt war, müssen wir bezweifeln.

Im Innern des Felsenbeines (*al-ʿaẓm al-ḥağarī*, d.i. pars petrosa ossis temporalis) befindet sich ein Hohlraum (*tağwīf*) und ein Durchgang (*manfaḏ*) nach außen, der nicht gerade, sondern spiralig verläuft. Wenn der Ast des 5. Hirnnervenpaares zum Hörorgan gelangt, teilt er sich, wie du weißt, und breitet sich nach allen Richtungen des Hörorgans aus. Das ist das erste Werkzeug zum Hören.

Den Kanal umgibt[61] ein knorpeliger, runder Körper, der „Muschel" (*ṣadafa*) und „Ohr" genannt wird. Das ist das zweite Werkzeug beim Hören, denn es sammelt die Luft und hält sie zurück. Wenn das mit der Luft geschieht, dringt sie zu dem erwähnten Nerv in den genannten Durchgang, und die sich so ausbreitende Luft prallt auf das Innere des Hohlraums. Dieser Aufprall stößt auf den Nerv, wodurch das Verstehen der Stimme zustandekommt, das man als Hören bezeichnet.

Was den Nutzen der knorpeligen Beschaffenheit des Ohres betrifft, so liegt er darin, daß es standhafter ist gegenüber dem, was auf es eindringt. Denn wenn es ein Knochen wäre und dieser dick wäre, würden ihm zwar Schädigungen fernbleiben, aber es würde schwer zu tragen sein. Wenn der Knochen fein wäre, würde er zwar leicht zu tragen sein, aber er wäre Verletzungen (*āfāt*) ausgesetzt. Wenn es aus Fleisch oder anderen weichen Substanzen bestände, so würde es zusammengepreßt werden, der Kanal würde verstopft werden und das Verstehen der hörbaren Laute würde verhindert werden. Betrachte Gottes Weisheit bei Erschaffung dieses kleinen Organs, wie es nicht vernachlässigt wurde, sondern aus einer Substanz, die zwischen hart und weich liegt, geschaffen wurde. Denn im Hinblick darauf, daß es Stöße und Schläge hinnehmen muß, muß es hart sein, damit es vor Schädigungen, die auf es zukommen, verschont bleibt, ohne daß ihm das zustößt, was wir erwähnt haben. Im Hinblick darauf, daß es dem Druck ausgesetzt ist[62], muß es weich sein, damit es den brechenden und komprimierenden Druck (*ḍaġṭ*) aufnehmen kann, ohne daß ihm Schaden zustößt, wie wir erwähnt haben. Deshalb hat der erhabene Schöpfer sich gütig gezeigt und es aus der erwähnten Substanz geschaffen. Er hat es rund geschaffen, um Schädigungen fernzuhalten; er hat eine Aushöhlung angelegt, damit es die Luft wirkungsvoller zurückhalten kann. Gepriesen sei der weise Schöpfer! Gott weiß es am besten.

[61] Zusatz im Ms. „von außen".
[62] Der arab. Text ist unvollständig; wir ergänzen *mulāqin li-'ḍ-ḍaġṭ*.

12. Über die Anatomie des Zäpfchens und des Kehlkopfes (I, 101)

Vorbemerkung:

Dem Zäpfchen, uvula, wird beträchtliche Bedeutung beigemessen. Es besteht aus einem „fleischigen Organ". Dieser Ausdruck findet sich immer dort, wo es sich um ein Gewebe handelt, das dem Muskelgewebe nicht entspricht. Die uvula erwärmt die Luft, reinigt sie von Unsauberkeiten und ist an der Stimmgebung beteiligt, indem sie den Luftstrom unterbricht.

Der Kehlkopf wird in seiner Lage, mit seinen knorpeligen Anteilen und als erstes Werkzeug der Stimme hervorgehoben.

Genauer wird ein Muskel beschrieben, der von der Unterseite der Epiglottis herabhängt und imstande ist, Laute zu bilden. Dieser Muskel erhält vom Verfasser keinen Namen, so daß wir nicht sicher behaupten, nach seiner genauen Schilderung aber annehmen können, daß hier tatsächlich der m. vocalis gemeint ist. Es wird auch näher erläutert, wie sich die Stimmbänder bei leiser Stimme nähern und bei lauter Stimme auseinanderweichen.

Ferner wird die Funktion des Kehlkopfdeckels herausgestellt (z. B. Schließen beim Schluckakt).

Das Zäpfchen (*lahāt*) ist ein fleischiges Organ von runder Form, das an der obersten Stelle des Gaumens hängt. Es ist erschaffen, um die heftig eintretende Luft zu brechen und Staub und Rauch vom Eintritt in die Kehle fernzuhalten. Aus Fleisch ist es erschaffen, weil dieses Gewebe (*ǧauhar*) seiner Bestimmung entspricht. Denn durch seine Wärme erwärmt es die eintretende Luft, und durch die Feuchtigkeit seiner Mischung und seiner Konsistenz reinigt es die Luft von den schlechten Partikeln, die mit ihr vermischt sind, und durch seine weiche Konsistenz erhält es Elastizität (Biegung und Bewegung), wenn es die Luft zur Stimmgebung unterbricht. Es ist von runder Form geschaffen, um vor Unglücksfällen sicher zu sein. Gepriesen sei der weise Schöpfer!

Der Kehlkopf (*ḥanǧara*) liegt am oberen Ende der Luftröhre und ist aus knorpeligen Teilen zusammengesetzt, sowie aus einem anderen Körper, der sich wie die „Zunge der Schalmei" zu der „Schalmei"[63] verhält; er wird Kehlkopfdeckel (epiglottis, *ġalṣama*) genannt.

Der Kehlkopf besteht aus drei Knorpeln. Allen dreien ist gemeinsam, daß sie von außen konvex und von innen konkav sind. Einer der drei Knorpel ist als „schildartig" (*tursī*) bekannt; er hat vier Hörner (*aḍlāʿ* wörtl. Rippen) denn seine Form ähnelt einem länglichen Schild; er ist am größten und am meisten gewölbt von den dreien. Seine konvexe Wölbung verläuft von oben nach unten.

Der zweite Knorpel ist an Größe kleiner als der erste. Er liegt hinter der an die Speiseröhre angrenzenden Stelle und vollendet das, was bei dem ersten an Rundung fehlt. Mit dem ersten ist er durch zwei Hörner (*ḍilʿāni*) verbunden, die an den beiden Hörnern des ersten haften. Das geschieht an den beiden Seiten. Von unten haftet er dadurch, daß an dem ersten zwei Auswüchse entstanden sind, die in zwei Höhlungen des zweiten eintreten. Dadurch entsteht ein doppeltes Gelenk, wie Galen im 9. Buch der „*Manāfiʿ*" (*De usu partium* = *Über den Nutzen der Körperteile*) erwähnt. Von oben ist er muskulös (*ittiṣāl liḥāmī*) verbunden. Dieser Knorpel ist bekannt als „der, der keinen Namen hat"[64].

Der dritte Knorpel ist in dem Maße kleiner als der zweite, wie der zweite kleiner als der erste ist. Er ist als „spulenförmiger" (*mikabbī*) und „flaschenförmiger" (*ṭarǧahālī*)[65] bekannt; er sitzt auf dem zweiten. Dieser Knorpel ist mit dem zweiten gelenkig verbunden, dadurch, daß aus ihm zwei Auswüchse entspringen, die in zwei Höhlungen dieses Knorpels eintreten. Dadurch fügt sich zwischen ihnen ein Gelenk zusammen, wodurch sich der Kehlkopf öffnen und schließen kann. Der als *lisān al-mizmār* (= Zunge der Schalmei) bekannte Körper vollendet das Schließen des Kehlkopfes, und zwar so, daß er sich mit dem „flaschenförmigen" (*ṭarǧahālī*) Knorpel in einigen seiner Teile verbindet, so daß seine Oberfläche mit der des dritten Knorpels gleich ist. An seiner unteren Seite verbleibt ein herabhängender, mit ihm nicht verbundener Muskel. Durch diesen Muskel wird die Luft gesammelt und angehalten. Dieses Organ besteht aus einer Mischung von Häutchen, Drüsen und Fett. Es ist das erste Werkzeug der Stimme und wird so genannt, weil es der Schalmei ähnelt in Form, Funktion und Lage.

Der Form der „Zunge der Schalmei" ist das Organ ähnlich, weil es von unten weit anfängt, dann verengt es sich immer mehr und wird wieder weit. Der Lage der Schalmei ist es ähnlich, weil dieses Organ

[63] Vgl. Fonahn, Nr. 1849 und Ch. Bürgel, *Averroes contra Galenum*, S. 333.
[64] Es handelt sich um die „cartilago innominata", also cartilago cricoidea.
[65] Vgl. Fonahn, Nr. 1422 *al-ġuḍrūf aṭ-ṭarǧahālī* cartilagines arytaenoidea; 1426 *al-ġuḍrūf al-mikabbī* cartilagines arytaenoidea; 1427.

im Kehlkopf an der Stelle liegt, an der die „Zunge der Schalmei" in der „Schalmei" liegt. Was seine Funktion angeht, so hat es dieselbe Funktion, die die Zunge der Schalmei bei der Schalmei ausübt, nämlich das Hervorbringen der Laute. Weil dieser Körper die Schließung des Kehlkopfes vollzieht, nannte ihn Galen „Kehlkopfdeckel" (*ṭabaq al-ḥanǧara*). An seinen beiden Seiten sind zwei Ausbuchtungen (*ṯaqbān* = „zwei Löcher"), rechts und links, die in der Länge von oben nach unten verlaufen, ohne daß die eine von ihnen mit der anderen verbunden ist; der untere Teil eines jeden von ihnen ist weiter als der obere, und an der Öffnung eines jeden ist ein gewebtes Häutchen, von dem derjenige, der es sieht, glaubt, daß es gewebt ist, ohne daß darin ein Loch ist. Wenn man einen Laut bildet, wird die Zunge der Schalmei von allen Seiten auf den Kehlkopf geklappt, so daß die austretende Luft, die das Mittel zur Lautbildung ist, zurückgehalten wird und damit sie bei den beiden Muskeln, die an den beiden Seiten des *ṭarǧahāl* liegen, Hilfe sucht; denn durch beide wird das Schließen des erwähnten Knorpels bewirkt, sofern sie dabei der Bewegung der Brust widerstehen, die die darin eingeschlossene Luft ausstoßen will. Deshalb ist die Stimme leise, wenn bei diesem Vorgang diese beiden Muskeln am Anfang der Kehle klein sind, und machmal, bei lautem Schrei, hört die Stimme ganz auf.

Beim Atemholen erschlaffen die beiden erwähnten Muskeln und die „Flasche" (*ṭarǧahāl*) öffnet sich; beim Schlucken von Speisen und Trinken von Flüssigkeiten wird alles geschlossen.

Den Kehlkopf kleidet von innen ein Häutchen vollständig aus. Betrachte die Weisheit des Schöpfers — gepriesen sei sein Name! —, wie er das gebildet und schön angelegt hat; er hat den Kehlkopf aus einer knorpeligen Substanz geschaffen, weil die Stimme durch ein Anschlagen und Geschlagenwerden zustande kommt. Das, was anschlägt, ist die Luft; das, was angeschlagen wird, muß hart sein, damit es der austretenden Luft standhalten kann, sonst kommt der Laut nicht zustande. Wäre es ein Knochen, so würde das zwar genauso geschehen, aber bei ihm fiele etwas für uns Notwendiges fort, und zwar, das Schließen und Öffnen leicht zustande zu bringen. Wäre es Fleisch oder Fett, so würde durch sie beide zwar diese Möglichkeit erreicht, aber der zuerst erwähnte Punkt[66] ginge uns verloren. Durch diese beiden würde weiterhin noch ein anderer Schaden entstehen, nämlich wegen ihrer Weichheit würden sie zusammengedrückt und den Weg verstopfen. So ist von der Substanz der Organe nichts verblieben, was dazu geeignet ist, außer die knorpelige Substanz — gepriesen sei der, dem Schöpfung und Befehl gehören —. Hinzu kommt, daß sein (des Organs) Körper zart ist, damit er dazu geeigneter ist

[66] D.h. das Standhalten der Luft gegenüber.

und leichter getragen werden kann. Er ist aus Knorpeln geschaffen, aber nicht aus einem einzigen Knorpel, weil, wenn es so wäre, er sich nicht schnell ausbreiten und zusammenziehen, schließen und öffnen könnte, was ständig notwendig ist. Da der erhabene Schöpfer — gepriesen sei er — das vorher gewußt hat, hat er ihn aus Knorpeln geschaffen, diese gut befestigt und sie durch Muskeln und Nerven miteinander verbunden, wie du weißt.

Es gibt drei Knorpel, weil dies die vollkommenste Zahl ist und weil dadurch die Weite zustande kommt, und zwar der eine (Knorpel) von der tierischen Seite, der andere von der menschlichen Seite und der dritte ist ein schließender[67]. Die Form der Epiglottis wurde fast rund erschaffen, damit sie Beschädigungen nicht ausgesetzt ist. Noch merkwürdiger als dieses ist, daß die Zunge der Schalmei aus den genannten Substanzen erschaffen ist. Was das Häutchen betrifft, so ist es erschaffen, um zu öffnen und zu schließen, und um lautes Schreien auszuhalten.

Was das Drüsengewebe betrifft, so ist es vorhanden, um ihm (dem Häutchen) Feuchtigkeit und Weichheit zu verleihen, damit es nicht zerreißt und dabei (beim Schreien) durchlöchert wird, ferner, um den Kehlkopf feucht zu halten, damit die Kehle nicht schnell trocken wird, (einmal) weil der Kehlkopf sich bewegt und ständig Stoffe durch ihn laufen, ferner bei akutem Fieber.

Was das Fett betrifft, so ist es da, um Feuchtigkeit, die aus dem Drüsengewebe gewonnen wird, zu absorbieren und durch seine Klebrigkeit zu verhindern, sich aufzulösen. Der Luftstrom in ihm verläuft von einer Weite zu einer Enge, damit die Luft kräftig herauskommt und die Stimme entsteht. An der Öffnung eines jeden ist ein Häutchen geschaffen, um die Kehle beim Schlucken von Speisen und beim Trinken von Flüssigkeiten zu verschließen. Der Kehlkopf öffnet sich beim Atmen, weil die in die genannten Löcher gelangende Luft nicht für den Bedarf der Lunge und des Herzens genügt, besonders bei heftiger Bewegung und starkem Fieber. Alle diese Öffnungen schließen sich beim Schlucken von Speisen und beim Trinken von Flüssigkeiten, damit nichts davon in die Luftröhre hinabkommt und man sich verschluckt. Der Kehlkopf ist mit einem Häutchen ausgekleidet, um zwischen ihm und dem zu trennen, was ständig zu ihm vom Hirn hinab- und hinaufkommt und was an Körperdämpfen zu dem Kehlkopf hinaufsteigt. Schau auf die gute Konstruktion dieses Organs, daß keines seiner Teile unbeachtet gelassen ist. Gelobt sei der erhabene Schöpfer!

[67] Hierbei handelt es sich um die Epiglottis.

13. Über die Anatomie der Luftröhre (I, 104)

Vorbemerkung:

Die Luftröhre wird in ihrem Verlauf bis zu den feinsten Verästelungen in der Lunge und in ihrer knorpeligen Beschaffenheit und Elastizität geschildert.

Erwähnt wird, daß sie wie der Kehlkopf von einer schützenden Schleimhaut ausgekleidet und auch an der Stimmgebung mit beteiligt ist.

Arteria und Vena pulmonalis werden gleichverlaufend mit den Aufzweigungen der Trachea zur Ernährung der Lunge angeführt. Ihre Beziehung zum Herzen bleibt unausgesprochen.

Der Anfang der Luftröhre (*qaṣabat ar-ri'a*) geht von dem Schildknorpel cartilago thyreoidea = *al-ġuḏrūf at-tursī*) bis zum unteren Teil der Jugulargrube (fossa jugularis = *al-labba*). Dann teilt sie sich, wie du lernen wirst, und verästelt sich in der Lungen-Substanz (*ǧirm*); sie setzt sich zusammen aus weiten, knorpeligen Ringen (pl. *ḥalaq*, zu sing. *ḥalqa*), von denen die einen über die anderen geschichtet sind, und die mit faserigen (*ġišā'ī*) Bändern zusammengehalten werden. Die stärksten von ihnen sind die, die dem Hals (*raqaba*) am nächsten liegen. Die aber tiefer davon liegen, sind weniger stark. Ihre äußere Form ist rund und zwischen ihnen ist innen eine faserige Substanz. Der Umfang ihrer Rundung von außen beträgt dreiviertel eines Kreises, und das letzte Viertel vollendet das Häutchen (*ġišā'*). Von innen dringt ein Häutchen in sie ein, das das Innere der Kehle umkleidet.

Der Nutzen der Luftröhre besteht darin, daß sie der Zugang ist, um die kalte Luft zum Herzen einzulassen und die rauchartigen Dämpfe von dort herauszulassen, und daß sie ein Werkzeug ist, um Laute hervorzubringen. Daher ist sie aus einer dafür geeigneten Substanz geschaffen.

Für das Atmen wäre es auch geeignet, wenn sie (Luftröhre) aus etwas Härterem als Knorpel, z. B. aus Knochen, zusammengesetzt wäre, denn dann wäre sie ständig offen. Aber in einer anderen Hinsicht würde das dann schädigend wirken, nämlich in ihm (dem Knochen) wäre keine Möglichkeit (*mu'ātāt*) zur Ausdehnung und Zusammenziehung, die beide bei der Atembewegung notwendig sind.

Wäre die Luftröhre aus etwas Weicherem als Knorpel gebildet, wie z. B. Fleisch oder Fett, so wäre das zwar günstig für das Atmen, weil es der erwähnten Bewegung leicht entgegenkommen könnte, jedoch in einer anderen Hinsicht würde das schädigend wirken, nämlich, weil ein Teil auf den anderen drücken und den Atemweg zustopfen würde, der notwendigerweise immer offen sein muß.

Die Hervorbringung von Lauten geschieht, wie du weißt, durch etwas, das klopft, und durch etwas, worauf geklopft wird. Das, was klopft, ist hier die Luft; das, worauf geklopft wird, muß hart sein, damit es dem Klopfenden sich entgegenstellt und Widerstand leistet[68]. Jedoch darf es kein Knochen sein, sonst würde beim Atmen Schaden daraus entstehen, wie du weißt.

Die Luftröhre ist aus Knorpeln geschaffen, nicht aus einem Knorpel, und zwar deshalb, damit sie sich der Bewegung des Erweiterns und Zusammenziehens anpaßt, damit die Bewegung für das Atmen zustandekommt. Sie ist weit, damit sie das an Luft aufnehmen kann, was sie nötig hat. Sie ist mit faserigen Blättern verbunden, damit die Bewegung für das Atmen zustandekommt. So vollzieht sich der Laut durch die Knorpel, und das Atmen durch das Häutchen.

Die stärksten Ringe der Luftröhre sind die, die näher am Hals liegen, weil sie Stöße und Schläge treffen können. Sie ist an dieser Seite rund, damit sie sicher vor Schäden ist; sie ist an der Seite der Speiseröhre weniger rund, und eine häutige Substanz vervollkommnet aus einem zwingenden Grunde, nämlich weil der Mensch zuweilen große Bissen verschluckt, die das Häutchen nach innen drücken, und die Höhlung der Speiseröhre leiht sich (diese Stelle) der Luftröhre aus.

Der Nutzen des sie von innen umkleidenden Häutchens liegt darin, sie vor Stoffen zu schützen, die aus dem Gehirn herabsteigen.

Die Lunge (*ri'a*) setzt sich zusammen aus fünf Substanzen: und zwar die Teile der Luftröhre (*qaṣaba*), die als die rauhen Gefäße (*'urūq ḫašina*) bekannt sind, die Lungensubstanz (*ǧirm ar-ri'a*), die Arteria pulmonalis (*warīd širyānī*), die Vena pulmonalis (*širyān warīdī*) und das die Lunge einschließende Häutchen selbst (d.i. die Pleura).

Die Luftröhre teilt sich, wenn die über das Schüsselbein (*tarquwa*) nach unten hinausgeht, in zwei Teile: der eine geht nach rechts, der andere nach links. Derjenige, der nach rechts geht, verästelt sich in drei Äste. Der nach links geht, verästelt sich nur in zwei Äste.

Die Struktur (*hai'a*) all dieser Äste gleicht der Struktur der Luftröhre in dem Sinne, daß sie aus Knorpeln bestehen, jedoch sind sie

[68] Statt يقادم hat Ms. يقاوم .

weicher als die Knorpel der Luftröhre. Ihre Form ist ein Dreiviertelkreis, und eine bindegewebige Substanz (*ǧauhar ġišā'ī*) vervollkommnet sie.

Die Lunge (*ri'a*) selbst ist ein weiches, gelöchertes Gewebe (*laḥm*) mit vielen Ausgängen, und von weißer Farbe bei Erwachsenen, von tiefroter Farbe bei Kleinkindern.

Die Arteria pulmonalis (*warīd širyānī*) verästelt sich im Gewebe (*laḥm*) der Lunge, wie sich die Teile der Luftröhre verästeln, und heftet sich eng an die Luftröhre (*qaṣaba*), und zwar an ihre runde Seite.

Die Vena pulmonalis (*širyān warīdī*) verästelt sich genauso, wie sich jene zwei Nasenlöcher (*manḫarān*) spalten, und heftet sich eng an die Teile der Luftröhre an der Seite des Häutchens, das die Rundung vollendet. Das Häutchen umgibt sie von allen Seiten. Das ist die Struktur der Lunge.

Der Nutzen der Luftröhre besteht schlechthin darin, daß sie ein Organ zum Atmen, ein Schutz (*ǧunna*) und Untergrund (*waṭā'*) für das Herz ist. Das liegt daran, daß sie die kalte Luft anzieht und bei sich aufbewahrt, dann versorgt sie damit allmählich (*awwalan fa-awwalan*) das Herz. Das verhält sich so, weil dem Menschen zuweilen Dinge entgegentreten, die ihn beim Luftholen hindern, wie z. B. beim Durchgehen durch Rauch und Staub, durch schlechte Gerüche und zur Zeit des Stöhnens und Gebärens, wobei sich das Herz ständig bewegt, die kalte Luft einzieht und die rauchigen Dämpfe abstößt, so daß man sagt, daß es bei dem normalen (*mu'tadil*) Atmen sich zehnmal bewegt, und zwar fünfmal sich ausdehnt und fünfmal sich zusammenzieht. Würde das Herz allein die Luft einholen, so würde der Mensch in den genannten Fällen sterben.

Da es sich mit der Lunge so verhält, so wurde die Substanz der Atemwege, die Teile der Luftröhre sind, wie die Substanz der Luftröhre geschaffen, damit sie ständig offen bleiben. Sie (die Atemwege) sind ungleichmäßig[69], damit sie sich dafür eignen. Daher sind sie (die Atemwege) auch aus Knorpeln geschaffen und nicht aus einem einzigen Knorpel. Ihre Konsistentz (*qawām*) ist weicher, weil sie (Atemwege) verborgen sind und daher nicht hart zu sein brauchen, ferner damit sie nicht die Lunge durch ihre Härte anschwellen lassen. Ihre Rundung vervollkommnet ein Häutchen, damit sie die Möglichkeit haben, sich auszudehnen, wenn man reichlich Luft einatmet, und damit sie (die Luftwege) bei Bedarf die Bewegung der Vena pulmonalis (*širyān warīdī*) zulassen, wenn diese sich ausdehnt.

Sie sind mit allen Teilen der Lunge verschachtelt (*mutadāḫil*), weil sie ihrer (Atemwege) bedarf, damit die kalte Luft eindringen und das Herz gesund erhalten wird; denn die Lunge umgibt das Herz von

[69] Zu *lahā tafāḍul* vgl. Lane, p. 2412a.

allen Seiten. Daher ist sie in zwei Teile geteilt, weil in der Verdoppelung Nutzen ist. So ist es, als ob auf jeder Seite zwei Lungen wären. An der rechten Seite ist ein fünfter weiterer Teil, damit er durch sein Gewicht das Gewicht der Herzspitze[70] ausgleichen kann, und damit er ein Untergrund für die zur Brust gelangenden Arterien (*šarāyīn*) ist. Ihr Gewebe (*laḥm*) ist durchlöchert, damit es so viel Luft wie nötig aufnehmen kann, und damit es bei der Bewegung des Ausdehnens und Zusammenziehens gefügiger sein kann.

Das Gewebe der Lunge neigt zur weißen Farbe, weil die Luft in es eindringt. Da die Lunge der Kleinkinder wenig Luft hat und ihre Bewegung schwach ist, so ist ihre Farbe mehr rötlich. Auf die eigene Bewegung der Lunge, die der Bewegung der Brust folgt, kann man in der Chirurgie nicht eingehen. Wir haben das in unserem Kommentar zu „*Kulliyāt al-Qānūn*" („*Die Generalia im Kanon, sc. Kanon der Medizin*, von Ibn Sīnā (Avicenna)) dargelegt.

Der Nutzen der Arteria pulmonalis (*warīd širyānī*) besteht darin, daß sie Nahrung zu der Lunge bringt. Daher ist sie ausgestreut in allen Teilen, weil sie alle der Nahrung bedürfen. Sie ist den runden Teilen der Luftröhre nahe, weil sie, da sie sich nicht bewegt, keinen Raum braucht, in den sie bei der Ausdehnung eintritt, und weil das dick ist, was in ihre Wölbung eindringt. Wenn sie in das Innere der Lunge, und zwar in die Substanz der Teile (*ǧirm al-aqsām*) der Luftröhre eindringt, so kann nur das Dünne (*laṭīf*) durchdringen.

Der Nutzen der Vena pulmonalis (*širyān warīdī*) ist, daß sie Lebensgeist (*rūḥ ḥayawānī*) zu der Lunge gelangen läßt, sowie Nahrung für die Lunge und natürliche Wärme (*ḥarāra ġarīzīya*). Sie ist verstreut in allen ihren Teilen, weil die Lunge dessen bedarf. Sie ist mit der Luftröhre irgendwie an der Seite des Häutchens verbunden wegen dessen, was wir erwähnt haben.

Der Nutzen des Häutchens ist, die Lungensubstanz zu erhalten und vor dem, was auf sie zukommen kann, zu schützen, ferner ihre natürliche Wärme zu erhalten und ihr (Lunge) Gefühl zu verleihen. Betrachte die Weisheit des Schöpfers bei der Bildung dieses Organs und bei der Anordnung seiner Werkzeuge. Gepriesen sei der mächtige Schöpfer.

[70] Apex cordis, s. Fonahn, Nr. 2767.

III. Chirurgie

1. Über Schädelbrüche (II, 134)

Vorbemerkung:

Der Verfasser unterscheidet direkte, örtliche Frakturzeichen ohne Wunde — d.h. geschlossene Fraktur —, und Frakturen mit komplizierender Wunde — d.h. offene Fraktur.

Zur Behandlung wird Ruhe, Wärme, Diät, Abführmittel und Aderlaß angeraten.

Die Bruchstellen sollen freigelegt und gereinigt werden. Anschließend wird der Knochen mit Tinte beschmiert, die mit Rosenöltupfern wieder entfernt werden soll. Verbleibende Tintenreste im Knochen deuten auf eine Fraktur hin. Handelt es sich um eine vollständige Fraktur mit Verletzung der Dura, so tritt Flüssigkeit oder Eiter durch den Spalt heraus — darauf soll der Arzt achten. Bei einer vollständigen Fraktur mit oder ohne Duraverletzung soll ein rundes Knochenstück mit der Frakturlinie herausgemeißelt werden. Nach Entfernung aller Knochensplitter wird das Loch mit einem Perlmutterstück verschlossen, die Haut darüber vernäht und ein Verband angelegt, der mit Salben, Pulvern und Ölen in Abständen erneuert wird. Zum Ganzen vgl. die ähnliche Darstellung bei Heiberg, S. 136–143 und die Übersetzung bei Berendes, S. 561–566.

Wisse, daß der Schädel zuweilen gebrochen wird, ohne daß die Haut zerrissen wird, jedoch manchmal kann sie mit dem Schädelbruch zerrissen werden. Außerdem kann es sich um mehr als einen Bruch handeln. Manchmal kann der Riß (der Haut) parallel nur zu einem Bruch laufen, manchmal verläuft aber parallel zu einem jeden Bruch ein Riß.

Was die Behandlung betrifft, so wisse zuerst, daß der Schädelknochen, wenn er gebrochen ist, sich von den Brüchen der übrigen Knochen des Körpers unterscheidet, nämlich in bezug auf das Knochengewebe (*dašbaḏ*)[1] und den Verband (*rabṭ*).

Was das Knochengewebe (*dašbaḏ*) betrifft, so hat die Natur auf dem Schädelknochen das Knochengewebe nicht so gewebt, wie sie es bei den übrigen Knochen gewebt[2] hat in dem Sinne, daß sie (die Natur) das Knochengewebe nicht um den ganzen Knochen gewebt hat, vielmehr hat sie das Knochengewebe nur auf einer Seite seiner Flächen gewebt, und zwar auf der äußeren.

Was den Verband (*rabṭ*) betrifft, so kann der Verband des Schädelbruchs die Stoffe nicht abwehren, wie der Verband der übrigen Knochen des Körpers die Stoffe abwehrt, weil er den Knochen nicht umfassen kann, wie es bei den übrigen Knochen des Körpers der Fall ist[3].

Wenn du das weißt, so lehren wir: man muß den Schädelbruch behandeln mit dem, was einem der beiden erwähnten Dingen nahekommt. Bezüglich des Knochengewebes (*dašbaḏ*) muß der Kopf vor übermäßiger Hitze und Kälte bewahrt werden und vor Stößen und Schlägen, die ihm versetzt werden können. Die Wärme läßt den Stoff, der möglicherweise zu ihm aus dem Knochengewebe (*dašbaḏ*), heraufsteigt, schmelzen. Denn dieser Stoff senkt sich wegen seiner Dicke nach unten, so daß nur eine geringe Menge von ihm aufsteigen kann.

Was die Kälte betrifft, so schwächt sie die natürliche Wärme des Kopfes, die das Instrument für die Kräfte bei allen ihren Handlungen ist, wie Einrenken (*ǧabr*) und Hervorbringen von Knochengewebe, ganz besonders, weil sie in dem genannten Organ schwach ist. Hinzu kommt, daß starke Kälte die Wege der Nahrung verdickt und das hindert, was vielleicht von dem Stoff des Knochengewebes zum oberen Schädel durchkommen könnte.

Was die anderen Dinge (nämlich Schläge und Stöße) betrifft, so muß man fürchten, daß sie ihn (den Schädel) schwächen und seine Kraft hindern, jenes (Knochengewebe) zu erzeugen. Was aber den Verband (*rabṭ*) betrifft, so soll man alles darauf verwenden, den Stoff durch Aderlaß und durch Anwendung von säurefreien Abführmitteln

[1] Gemeint ist das Periost, pers. *dašbad*, vgl. Dozy I, 443a „substance osseuse que les chirurgiens appliquent sur un membre fracturé afin de faire cesser la solution de continuité“ und Vullers, Lexicon I, 879a *dašbud* „os, quod fractum incurve et turpiter crescit“. Bei Steingass, *Dictionary* S. 526: dushbud.

[2] D.h. hat nicht überzogen mit . . ., ist nicht so verfahren mit . . .

[3] Wir folgen dem Ms., das klarer ist: „*lā yuḥīṭu bihī ka-mā yuḥīṭu bi-bāqī ʿiẓām al-badan*“.

von ihm abzuwenden, ferner durch Klistiere, die äußerst vortrefflich in diesem Falle sind, und durch Reduzierung der Nahrung. Dies alles hängt zusammen mit dem, was wir erwähnt haben.

Was den Bruch betrifft, so muß man Mittel suchen, ihn freizulegen. Das geschieht dadurch, daß das Haar, wenn möglich, abrasiert, andernfalls geschnitten wird. Wenn die Haut zusammen mit dem Bruch des Schädels gezeichnet ist, so ist es gut, andernfalls wird sie geschnitten, so daß das Blut und der Eiter, die sich dort gesammelt haben, herauskommen. Darauf wird es mit Baumwolle und dergleichen aufgesaugt, wobei man auf den Knochen achten muß. Wenn darauf rote Flecken (*namaš*)[4] sichtbar sind, so ist es gut. Wenn er aber durch das Blut verborgen (d.h. unsichtbar) ist, wird er mit Tinte beschmiert. Du läßt sie, bis sie trocknet und das Blut gerinnt. Dann legst du auf die Stelle mit Rosenöl benetzte Tücher in drei oder vier Lagen, und es wird verbunden. Dann wird der Verband gelöst, die Stelle freigelegt, und der Knochen wird an der Stelle abgekratzt. Wenn etwas Schwarzes innerhalb des Knochens geblieben ist, so befindet sich dort der Bruch. Dann wird die Stelle ein zweites Mal abgekratzt. Wenn der Farbstoff sich entfernen läßt, dann ist der Knochenriß nicht durchdringend. Wenn etwas von der Farbe bleibt, so ist er durchdringend. Danach schaue, ob der Knochenriß zur dura mater (*al-umm al-ǧāfiya*) durchgedrungen ist, und sie von dem Knochen frei ist. Man erkennt[5], ob dieses Häutchen vom Schädelknochen frei ist, daran, daß Feuchtigkeiten herauskommen, und zwar so, daß, wenn sie viel sind und daran eitriger Stoff ist, das Häutchen noch an ihr (*al-umm al-ǧāfiya*) hängt; denn[6] sonst wäre es nicht möglich, daß etwas davon nach unten herabsteigt. Wenn nichts davon herauskommt, dann ist das Häutchen frei geworden.

Die Methode zur Heilung des durchdringenden Schädelbruchs, gleichviel ob die dura mater frei ist oder nicht, besteht darin, daß das Haar des Kopfes gut rasiert wird, nachdem der Kranke zur Ader gelassen und der verstopfte Leib mit Elektuarium von Röhrenkassie[7] nach dem erwähnten Rezept geöffnet wurde. Hierauf wird die Stelle mit zwei in der Form eines Kreuzes sich schneidenden Schnitten geschnitten, aber einer der beiden Schnitte soll der Schnitt sein, der durch den Schlag entstanden ist. Dann werden die Winkel (d.h. Zipfel) abgezogen, bis der ganze Knochen freiliegt, den man ausschneiden will. Wenn dabei Blutfluß entsteht, so muß die Stelle mit alten (d.h. gebrauchten) Lappen ausgefüllt werden. Dann werden darüber in Granatapfelsaft und Olivenöl getauchte Bandagen gelegt, und die

[4] So Ms., der Druck hat *li-lams*. [5] Ms. „du erkennst“.
[6] Statt des verderbten Drucks lies so mit Ms.
[7] *ḫiyār šanbar*, vgl. G. Kircher, Nr. 88 (p. 169).

Stelle wird ausgepreßt und dann verbunden. Am folgenden Tag werden die Verbände gelöst und der Knochen wird rund ausgeschnitten (ausgehöhlt). Die Art der Operation geht dabei so vor sich, daß der Patient in einer Haltung sitzt, die geeignet ist, den Knochen herauszunehmen; seine Ohren werden mit Wolle oder Baumwolle verstopft, damit er durch das Geräusch des Knirschens keinen Schaden erleidet. Dann wird die Binde gelöst und der Arzt befiehlt den beiden Assistenten, die vier Winkel mit feinen Tuchstücken festzuhalten; er streckt die Haut nach oben und streift ab, was unter ihr ist, bis daß der Knochen freiliegt. Wenn er zart ist wie der Schädelknochen des Kindes, muß er mit Schneideinstrumenten schneiden, deren Form die Form einer Sichel hat, Stelle nach Stelle, bis daß er beim Schneiden des ganzen Knochens tief eindringt, oder er sägt mit einer feinen Säge. Wenn der Knochen dick ist, muß der Chirurg auf die folgende Weise verfahren, die darin besteht, daß er mit einem Bohrer bohrt, dessen Länge der Dicke des Knochens entspricht. Notwendig ist, daß er darin Überhängendes (*zā'ida*) herausnimmt, derart, daß von dem Überhängenden bis zum Ende des Bohrers der Dicke des Knochens entsprochen wird; diesen Überschuß herauszunehmen, ist besser, als ihn zu belassen. Denn manchmal könnte der Bohrer (*miṯqab*) ohne Willen des Bohrenden in die Hirnschale eintreten, das Häutchen verletzen und schlimme Krankheiten verursachen. Zwischen jedem Loch soll die Weite der Dicke der Sonde (*mirwad*) sein. Wenn der Knochen gebohrt wird, wird das, was zwischen den beiden Löchern ist, mit dem sichelförmigen Messer (*minǧal*) geschnitten, und der ganze Knochen herausgenommen; er wird entweder mit der Zange (*minqāš*) oder mit den Fingern oder mit der Zange (*kalbatān*) herausgenommen. Dann wird zwischen das Häutchen und den Knochen ein Stück Perlmutter (*ḏabl*) gelegt und alles, was von den Splittern übrig bleibt, wird herausgenommen; denn, wenn davon etwas bleibt, sticht es das Häutchen und läßt es schwellen. Das Herausnehmen des gebrochenen Knochens darf aber nicht aufgeschoben werden, vielmehr muß das in der Winterszeit zwischen 10 bis 14 Tagen geschehen, im Sommer von 7 bis 10 Tagen. Nach dem Herausziehen des Knochens wird dann die Haut, ein Teil über den anderen, zurückgebracht. Darauf wird auf die ganze Stelle ein mit Rosenöl befeuchteter Tuchstreifen in zwei oder drei Schichten gelegt. Dann wird über diesen Tuchstreifen ein anderer Tuchstreifen gelegt, der größer als jener und ebenfalls mit Rosenöl befeuchtet ist, und drei Tage lang verbunden. Danach wird er gelöst und die Stelle wird mit dem behandelt, was das Fleisch zum Schwinden bringt[8]. Auf die Stelle wird gestreut: Iris (*īrisā*)[9],

[8] Andere Handschriften haben *yunbitu* „wachsen läßt".

[9] Ibn al-Baiṭār 216; Levey, *Al-Kindī*, S. 289.

Wickenöl (*kirsinna*)[10], Pulver von Weihrauch (*kundur*), Aristolochia (*zarāwand*[11] = Osterluzei), Schale der Wurzel Opoponax (*ǧāwšīr*)[12], Myrrhe (*murr*)[13], Sarcocoll (*anzurūt*)[14] und Drachenblut (*dam al-aḫawain*)[15]; von jedem wird ein Teil äußerst fein zerrieben und auf die Haut gestreut, nachdem sie wieder zu ihrer Stelle zurückgekehrt ist, oder es wird daraus eine Salbe gemacht, und zwar derart, daß Rosenöl, entsprechend dem zweifachen Gewicht des Ganzen zweimal genommen wird und gelbes Wachs (*šamʿ*)[16] entsprechend dem zweifachen Gewicht eines Teiles davon; es wird gekocht und eine Salbe gemacht und dauernd angewandt.

Ebenso wird ein anderes Mittel angewandt, welches das Fleisch wuchern läßt; denn das Fleisch wächst und tritt an die Stelle des Knochens in der Decke des Gehirns und zu seinem Schutze; es entsteht hier eine Geschwulst, sei es, weil hier ein Knochen hervortritt, der das Häutchen sticht, sei es wegen der Kraft des Nervs und des Pressens, oder wegen der vielen Nahrung oder der Kälte, die den Schädel erreicht, oder wegen der Reste des Überschusses im Körper. Wenn also hier ein Knochen das Häutchen sticht, muß er von ihm freigelegt und mit dem Meißel (*minqāš*) vorsichtig herausgenommen werden. Wenn seine Ursache die Kraft des Bindens und Befestigens (*šadd*) ist, müßtest du den Verband lösen und ihn lockern. Wenn seine Ursache viele Nahrung ist, muß diese vermindert werden. Wenn seine Ursache Kälte ist, die den Schädel erreicht, muß an der Stelle ein Umschlag gemacht werden mit Wasser, in dem Eibisch-Samen (*ḫiṭmī*)[17], Bockshornklee (*ḥulba*)[18], Lein-Samen (*kattān*)[19] und Kamille (*bābūnaǧ*)[20] gekocht sind. Mische damit Rosenöl und verwende das Ganze, auf dem Feuer lauwarm gemacht, fette den Nacken mit Öl von Hühnerfett ein, und tröpfele auf dem Feuer lauwarm gemachtes Rosenöl ins Ohr. Wenn der Schmerz dadurch nicht beruhigt wird, laß den Patienten ins Bad gehen und ihn in heißem Wasser sitzen. Wenn der Schmerz auch dadurch nicht beruhigt wird, richte dein Augenmerk auf die überwiegende Substanz (*mādda*) und entferne sie aus dem Körper, und zwar entweder durch Aderlaß oder durch Anwendung von Abführmitteln. Wenn die Ursache davon (der Schmerzen) Überschuß im Körper ist, behandele ebenfalls damit. Bemühe dich auf jede Weise, den Stoff (*mādda*) vom Gehirn abzuwenden. Klistiere sind in diesem Falle sehr günstig. Gott weiß das Richtige am besten.

[10] Levey, *Al-Kindī*, S. 324.
[11] Kircher, *Die einfachen Heilmittel*, Nr. 115, S. 205.
[12] Kircher, a.a.O. Nr. 63.
[13] Kircher, a.a.O. Nr. 232.
[14] Kircher, a.a.O. Nr. 21.
[15] Levey, *Al-Kindī*, S. 268.
[16] Kircher, *Die einfachen Heilmittel*, Nr. 147.
[17] Kircher, a.a.O. Nr. 85.
[18] Kircher, a.a.O. Nr. 70.
[19] Levey, *Al-Samarqandī*, S. 193.
[20] Kircher, *Die einfachen Heilmittel*, Nr. 30.

2. Über die Behandlung des Bruches der Nase[21] und des Oberkiefers (II 137)

Vorbemerkung:

Eine Nasenbeinfraktur muß sofort reponiert werden. Bei längerem Abwarten wachsen die Knochenteile schief aneinander.

Mit Hilfe der beiden kleinen Finger oder einer dicken Sonde, die in die beiden Nasenlöcher eingeführt werden, sollen die Bruchenden in ihre richtige Lage zueinander gebracht werden. Danach werden beide Nasengänge tamponiert und einige Tage so belassen.

Bei starken Blutungen soll der Patient zur Ader gelassen werden, Abführmittel bekommen und eine fleischlose Diät erhalten.

Bei Oberkieferfrakturen ist ebenfalls sofort eine Reponation vorzunehmen.

Bei gerader Zahnreihe steht der Kiefer wieder in seiner ursprünglichen Lage. Vgl. die Darlegung bei Heiberg, S. 143–146 und bei Berendes, S. 567–569.

Du weißt, daß die Nasenspitze und deren Seite (septum nasi) knorpelig ist, und bei diesem Teil kommt kein Bruch vor, sondern nur Quetschung und Verbreiterung, die zur Plattheit der Nase führt.

Der Bruch aber kommt an dem oberen Teil[22] vor. Wenn dieser Teil gebrochen ist, muß man sich schleunigst am ersten Tage daranmachen, die Nase wiederherzustellen und geradezurichten. Das darf man auf keinen Fall verschieben; denn wenn man es verschiebt, wird sie fest, bleibt krumm und nimmt nicht wieder die gerade Lage an.

Die Methode[23], sie in Ordnung zu bringen, ist, daß man die kleinen Finger der beiden Hände in die Nasenlöcher einführt, wenn der Bruch nahe ist, und richtet mit den beiden kleinen Fingern den Bruch derart, daß der Knochen zu seiner natürlichen Lage zurückkehrt.

Wenn der Bruch in dem oberen Teil der Nase ist, ohne daß die beiden kleinen Finger in die Nase eingeführt werden können, so führe

[21] Vgl. die Abbildung Fig. 119 bei Charaf ed-Din.
[22] Gemeint ist das Nasenbein.
[23] Diese Methode geht auf die Hippokratiker zurück.

eine dicke Sonde (*mīl*) ein und gleiche damit den Bruch aus; du gehst mit deiner Hand von außen darüber, bis daß die Nase zu ihrer natürlichen Form zurückkommt. Dann wird alte Baumwolle um eine hölzerne Sonde (*mirwad*) gewickelt, dessen Dicke der Weite der Nasenlöcher entspricht; er wird mit arabischem Gummi (*qāqīyā*)[24] und Glossostemon Bruguieri (*muġāṯ*)[25], die zerstoßen und mit Rosenwasser vermengt werden, bestrichen, und der Griffel wird in die Nasenlöcher eingeführt. Dann legt er (der Chirurg) etwas davon auf Papier oder auf einen Leinenstreifen und umwickelt damit die Nasenlöcher von außen. Das macht er einige Tage; dann kommt die Nase zu ihrer Stelle zurück und wird wieder eingerenkt.

Wenn der Patient durch die Anwendung dieser Methode schwer atmen kann, so verwende anstelle des hölzernen Griffels Röhren aus Federn von Vögeln, oder nimm Röhren aus Kupfer, die in gleicher Weise bereitet werden (d.h. mit Baumwolle umwickelt und mit Medikamenten bestrichen); diese werden in die Nasenlöcher eingeführt. Wenn aber die Nase sich stark geneigt hat, so drücke sie sanft mit der Hand, bis sie zu ihrer Stelle zurückkehrt. Wenn das nicht geht, wird ein kräftiger Rand (Saum) eines Kleides oder Lederriemens genommen[26]; er wird mit Fischleim bestrichen und wird an die Nase an der sich neigenden Seite angeklebt. Er wird solange dort gelassen, bis er getrocknet ist. Dann wird er mit Vorsicht gründlich[27] herausgezogen, bis die Nase in ihre Stellung kommt. Dann wird sie bestrichen mit den Mitteln, die wir erwähnt haben und einige Tage belassen; dann wird sie sich (wieder) an ihrer Stelle befestigen.

Wenn der Bruch an den knorpeligen Teilen ist[28], wird die Nase mit den zwei Fingern vollständig gerade gerichtet und bestrichen, mit den Mitteln, die wir erwähnt haben. Danach schau auf die Menge des Blutes in dem Körper. Wenn es reichlich ist, laß den Patienten

[24] D.i. der aus der Frucht der Mimosa nilotica gewonnene Gummi, vgl. Siggel, *Wörterbuch*, S. 58 und Kircher, Nr. 199.

[25] Vgl. Siggel, S. 69a, Kircher, a.a.O. Nr. 238 und Sobhy, *Dakhira*, S. 125 (Nr. 260) und S. 171 (Nr. 354), der *muġāṯ* mit „Ervalenta" wiedergibt.

[26] Diese Methode stammt ursprünglich von den Hippokratikern, wurde dann von Heliodor verbessert.

[27] Zum Ausdruck *mustaqṣī* vgl. Albert Dietrich, *Die arabische Version einer unbekannten Schrift des Alexander von Aphrodisias*, Göttingen 1964 (Nachr. d. Akad. d. Wiss. in Göttingen, Phil.-Hist. Klasse, Jhg. 1964, Nr. 2, S. 145.

[28] Das widerspricht deutlich dem Anfang des Kapitels, wo es heißt, daß an den knorpeligen Teilen der Nase kein Bruch vorkommt. Es muß daher jetzt anhand seiner eigenen Angaben vorn nachgeprüft werden, ob dieser Teil einen Zusatz von Ibn al-Quff darstellt. Sollte dies aber nicht der Fall sein, dann müssen hier zwei verschiedene Schriftsteller — der erste Teil muß mit Sicherheit auf einen antiken Schriftsteller zurückgehen, beim zweiten bliebe das noch nachzuprüfen — von Ibn al-Quff zusammen bearbeitet worden sein.

zur Ader und laß ihm einen reichlichen Betrag Blut ab, und trage Sorge, daß die Natur des Patienten durch sanfte Klistiere erleichtert wird. Wenn diese Dinge das, was er notwendig hat, nicht erfüllen, gib ihm Latwerge von Röhrenkassie (*ḫiyār šanbar*)[29], wie du bereits weißt. Bemühe dich eifrig um die Entleerung des Körpers (wörtl. Abführung der Natur) und bestimme zu der Nahrung des Patienten fleischlose Kost[30] von Mungobohnen (*māš*) und gebratenen Malven[31] und Spinat (*isfānāḫ*), diese bereite also zu.

Wenn seine physische Kraft der Stärkung bedarf, gib ihm anstelle davon Hühnerbrühe mit Fadennudeln (*iṭrīya*) oder Mungobohnen, und führe diese Maßnahme weiter fort, bis die Stelle eingerenkt ist.

Wenn bei dem Knorpel eine Quetschung (*raḍḍ*) eingetreten ist, ist es notwendig, diese durch Einführung des Fingers in das Nasenloch in Ordnung zu bringen und von außen zu richten. Man legt von außen darauf, was wir bereits erwähnt haben.

Was den Oberkiefer betrifft, so muß er, wenn er gebrochen ist, sofort wieder an seine Stelle gebracht und von außen mit dem Zeigefinger gerichtet werden. Man erkennt, daß er wieder an seinen Platz getreten ist, an der Geradheit der Zähne und an der Tatsache[32], daß die einen mit den anderen gleich gerichtet sind. Darauf wird der Kiefer von außen mit den Mitteln, die wir erwähnt haben, eingerieben, und er wird verbunden und behandelt, wie wir erwähnt haben.

3. Über die Behandlung des Unterkieferbruches[33] (II, 138)

Vorbemerkung:

Eine Unterkieferfraktur an der rechten oder linken Seite wird reponiert, indem man vom Mund her das vorspringende Knochenende nach außen drückt, um so beide Bruchenden wieder zueinander zu stellen. Ist der Unterkiefer in der Mitte des Kinns gebrochen, so werden die entstandenen Bruchenden des Kiefers mit Hilfe eines Assistenten auseinandergezogen und in die richtige Lage zurückge-

[29] *ḫiyār šanbar*, Cassia fistula Leg., vgl. Siggel, S. 33b; Ibn al-Baiṭār 836; Kircher, Nr. 88.
[30] *muzawwara*, vgl. Dozy I, 612b.
[31] *ḫubbāzā*, vgl. Siggel, S. 31b; Tuhfat 424; Kircher, Nr. 86.
[32] Statt *ḍarūratihī* des Textes liest der Herausgeber *ṣairūra*, wie auch das Ms. hat.
[33] Vgl. Abbildung Fig. 109a und 120 bei Charaf ed-Din.

bracht. Die Zähne beider Hälften werden mit Silber- oder Goldspangen aneinandergebunden. Zu dieser Operation vgl. Heiberg, S. 145–146 und Berendes, S. 569–570.

Diese Trennung geschieht bald an einem der beiden Kiefer, bald wird der eine der beiden Kiefer von dem anderen getrennt. Wenn der erste Fall vorliegt, und zwar am rechten Kiefer, führt der Knocheneinrenker (*muǧabbir*) seinen Zeigefinger und Mittelfinger von der linken Hand in den Mund des Patienten und drückt mit beiden den Knochen, der nach dieser Seite sich neigt, nach außen, nimmt ihn mit der anderen Hand von außen auf und richtet ihn ganz gleichmäßig ein. Die Gleichmäßigkeit erkennt man daran, daß die Zähne miteinander gleichgerichtet sind und zu ihrem natürlichen Platz zurückkehren.

Genauso wird mit dem linken Kiefer verfahren. Wenn er gebrochen ist, geschieht es mit den beiden Fingern der rechten Hand des Knocheneinrenkers, und das Gleichmäßigmachen von außen geschieht mit der linken Hand des Knocheneinrenkers.

Wenn der eine Kiefer von dem anderen getrennt ist, dehnt der Knocheneinrenker die beiden Kiefer von den beiden Seiten — dabei nimmt er einen Assistenten zu Hilfe — und überdehnt sie. Dann bringt er ihn zu seiner Höhlung (*ḥuqq*) und zu seiner Lage und zu seiner natürlichen Form. In ähnlicher Weise müssen die Zähne, die in dem gebrochenen Kinn liegen, mit einem Band (*ribāṭ*) aus Gold oder Silber miteinander verbunden werden. Wenn das nicht möglich ist, so wird als Ersatz für das Gold ein Seidenfaden, der sehr stark gedreht ist, angebracht. Dann wird Akaziensaft (*qāqīyā*)[34], Glossostemonwurzel (*muǧāṯ*)[35], Sarcocoll (*anzarūt*)[36] und feinstes Mehl (*ġubār ar-raḥā*)[37], von jedem ein Teil, genommen, Fischleim (*ġirāt as-samak*), ein halber Teil; der Leim wird in Rosenwasser aufgelöst, und damit werden die übrigen Medikamente geknetet, nachdem man sie äußerst fein zerstoßen und pulverisiert hat. Das Ganze wird auf einen Leinenstreifen

[34] Kircher, Nr. 199.
[35] Kircher, Nr. 238.
[36] Kircher, Nr. 21.
[37] So hat M. Meyerhof übersetzt. Nach Kircher, Nr. 189 handelt es sich um „Mühlsteinstaub“.

gestrichen und auf den Kiefer an beiden Seiten aufgeklebt. Man nimmt ein Stück von einem Schaft oder vom Weidenbaum, das man abhobelt, bis es dünn wird, legt es auf den Leinenstreifen und verbindet es in der Art, daß die Mitte des Verbandes auf den Hinterkopf (*qafā'*) gelegt wird und mit den beiden Enden an die beiden Seiten reicht, wobei man mit ihnen (den beiden Enden) an den Ohren vorbeigeht. Dann dreht man beide ein zweites Mal unter das Unterkinn, darauf dreht man sie beide und steigt mit ihnen nach oben, befestigt sie am Scheitelbein (*yāfūḫ*), und verbindet die Stirn mit einem Verband (*ʿiṣāba*), der an der Verknüpfung vorbeigeht, damit er Halt gibt und der Kiefer in seiner Lage bleibt. Darauf geht der Patient zur Ruhe und schläft auf dem Hinterkopf. Er darf nicht sprechen und kauen. Als Nahrung werden Brühen, in denen weiche Teile von Brot aufgeweicht sind, verordnet, und das Kinn wird zu jeder Zeit nachgesehen, damit es sich in seiner Lage nicht verändern kann. Wenn das der Fall ist, muß das Kinn vom Verband gelöst und in seine Form zurückgebracht werden. Man soll sich überzeugen, daß es fest gebunden ist, nachdem die genannten Verbände daraufgelegt sind.

4. Über die Behandlung der Verrenkung des Unterkiefers und des Schlüsselbeins[38] (II, 150)

Vorbemerkung:

Bei Auskugelung des Kiefergelenkes wird der Kopf des Patienten gebeugt. Der Arzt drückt den Unterkiefer mit dem in den Mund eingeführten Daumen nach unten und bewegt den Kiefer mit der Hand ruckartig nach rechts und links, bis er eingerenkt ist. Wenn man zu lange mit der Einrenkung gewartet hat, verhindert ein Hämatom die Reposition. Erst nach dessen Beseitigung durch Umschläge und Salben kann die Einrenkung vorgenommen werden.

Schlüsselbeinverrenkungen entstehen sehr selten. Sollten sie vorkommen, so werden sie mit der Hand eingerenkt und mit Salbenumschlägen behandelt. Zur Verrenkung des Unterkiefers vgl. Heiberg, S. 164 und Berendes, S. 587; zur Verrenkung des Schlüsselbeins vgl. Heiberg, S. 166 und Berendes, S. 589.

---

[38] Vgl. Abbildung Fig. 121 bei Charaf ed-Din.

Der Unterkiefer wird nur selten verrenkt, weil er durch den Oberkiefer geschützt ist. Von Verrenkungen des Unterkiefers gibt es zwei Arten: die erste besteht darin, daß er sich von seiner Stelle nur leicht entfernt; die zweite darin, daß er sich vollständig entfernt. Jede einzelne dieser Verrenkungsarten kann manchmal an einer einzigen Seite, manchmal an beiden Seiten vorliegen. Die Behandlung der ersten Art ist leichter. Bei der vollständigen Verrenkung neigt sich, wenn sie in einem Kiefer auftritt, der Kiefer schräg nach vorn. Wenn sie aber in beiden Kiefern auftritt, neigt sich der Kiefer nach hinten, jedoch verliert er seine Bewegung nicht, weil die Muskeln von hinten zu ihm gelangen. Die Verrenkung dieses Gelenkteiles gehört zu denen, die man sofort in ihre frühere Lage zurückversetzen muß; sonst entstehen daraus zwei Folgen: erstens, schwere Krankheiten wie Fieber, Kopfschmerzen, gallige Diarrhoe (*ishāl murrī*) und manchmal Tod am zehnten Tage; zweitens entsteht zuweilen eine Verhärtung an der betreffenden Stelle, die die Zurückführung verhindert.

Die Methode, ihn zurückzuversetzen, ist, daß der Chirurg einem Assistenten befiehlt, den Kopf des Patienten zu neigen, und dem Patienten befiehlt, seinen Kiefer zu lockern, damit er sich bei der Bewegung zur Zurückversetzung fügt. Darauf führt der Chirurg den Daumen seiner Hand in den Mund des Patienten, um mit ihm von innen das wiederherzustellen, was möglich ist. Mit seiner anderen Hand bewegt er den Kiefer des Patienten nach rechts und nach links und streckt ihn aus. Danach rückt er ihn an seine Stelle. Er erkennt, daß die Rückversetzung des Kiefers an seine Stelle stattgefunden hat, daran, daß die Zähne gleichgerichtet sind. Dann ölt er mit Rosenöl und legt darauf zerriebene Myrrhe oder Rosenknospen (*zirr ward*)[39], hilft mit Bandagen und verbindet. Dem Patienten befiehlt er, auf seinem Rücken zu schlafen, befestigt seinen Kopf an den beiden Seiten mit zwei Kopfkissen, verbietet ihm, viel zu reden, und bestimmt zu seiner Nahrung dünne Suppen.

Wenn an der Stelle des Gelenkteiles eine Härte entsteht, die verhindert, daß der Kiefer wieder an seine Stelle zurückkehrt, so muß jene Härte durch warme Umschläge[40] im Badehaus und durch Einreiben mit Veilchenöl und geschmolzenem Wachs weich gemacht werden. Darauf rückst du den Kiefer an seine Stelle in der beschriebenen Weise. Nach der Einrenkung an seine Stelle wird dem Patienten verboten, viele Tage viel zu reden, harte Sachen (mit den Zähnen) zu zerbrechen und kaubare Speisen zu kauen.

[39] Kircher, Nr. 122.

[40] *naṭūlāt* sind aromatische Absude (decocta), die beim Sitzbad über die leidenden Stellen geträufelt (*naṭala*) wurden, und deren Dämpfe die heilende Wirkung erzeugen, vgl. Pierre P. E. Guigues, *Le Livre de l'Art du Traitement de Najm ad-Dyn Mahmoud*, Beirut 1903, XXIII und Kap. 21.

Das Schlüsselbein wird an der inneren Seite niemals verrenkt, weil es mit der Brust verbunden und nicht von ihr getrennt ist, und deshalb kann es sich nicht an dieser Seite bewegen. Wenn es an dieser Seite geschlagen wird und heraustritt, wird es mit der Behandlungsweise des Bruches behandelt. Die Seite, die der Schulter (*mankib*) nahe liegt, kann verrenkt werden, jedoch nur selten, aus zwei Gründen: erstens weil die Fasern (*līf*) des Muskels, der zwei Ursprünge hat, diese (d.h. die Schulter) zurückstoßen. Zweitens verhindert das Acromium der Scapula (*ra's al-katif*) dieses (das Verrenken). Wenn die Verrenkung eintritt, muß man sich schleunigst an die Behandlung des Patienten machen, und zwar besteht sie darin, daß man mit der Hand einrenkt, die Teile in ihre Lage bringt, mit Rosenöl einölt, und pulverisierte Myrthe oder Rosenknospen darauflegt; dann wird das Ganze verbunden, nachdem man den Patienten zur Ader gelassen oder geschröpft und ihm den notwendigen Betrag Blut abgelassen hat. Das soll an der dieser entgegengesetzt liegenden Seite vorgenommen werden, wenn der Patient das notwendig hat. Der Verband bleibt darauf, bis es (das Schlüsselbein) an seiner Stelle kräftig geworden ist. Darauf verbietet man dem Patienten, große Gegenstände zu ziehen oder schwere Lasten zu tragen. Gott weiß es am besten.

5. Allgemeine Darstellung der Kauterisation und der Kauterisation des Schädels (II, 161)

Vorbemerkung:

Unter Kauterisation versteht man heute die Gewebszerstörung durch Brenn- oder Ätzmittel (καυτήριον = Brenneisen).

Sie ist die Methode, die sich die moderne Chirurgie mit der Elektrokoagulation, der sogenannten Kaltkaustik, zunutze gemacht hat.

a) Über die Kauterisation des Schädels

Bei neun verschiedenen Krankheiten wird der Schädel wie folgt kauterisiert:

1. Bei Erkältungskrankheiten wird das Kopfhaar rasiert und der Punkt kauterisiert, den man mit dem Mittelfinger über der Stirn

erreicht, wenn man die Mittelfläche der ausgestreckten Hand auf die Nasenspitze legt. Diese Stelle wird bis auf den Knochen verbrannt und hinterher verbunden.

2. Bei chronischer Migräne werden die beiden Schläfen an je einem Punkt kauterisiert. Sich hüten soll der Arzt vor Verletzungen des Muskels, der Nerven und Gefäße.
3. Bei Apoplexie wird nach Rasieren des Kopfes viermal an den vier Seiten des Kopfes und einmal in der Mitte des Schädeldaches bis auf den Knochen kauterisiert.
4. Bei Schlafsucht wird dreimal am Hinterkopf kauterisiert.
5. Bei Epilepsie wird rechts und links über der Stirn kauterisiert.
6. Bei Melancholie wird in der Mitte des Kopfes und rechts und links über der Stirn kauterisiert.
7. Bei Epiphora (Tränenträufeln) wird mitten auf dem Kopf und an den Schläfen kauterisiert.
8. Auch bei Beginn des Tränenträufelns wird genauso verfahren.
9. Bei Lepra wird an verschiedenen Stellen des gesamten Körpers kauterisiert.

b) Über die Kauterisation des Gesichtes

1. Bei Ozaena kauterisiert man über den beiden Augenbrauen in der Nähe des Kopfhaares oder in der Mitte des Kopfes.
2. Bei Ohrenschmerzen wird punktförmig um das Ohr herum kauterisiert.
3. Bei Fazialislähmung wird die betroffene Gesichtshälfte dreimal kauterisiert: Über dem Ohr am Haaransatz, unter dem Ohr und am Mundwinkel.
4. Bei Lippenriß wird die betreffende Stelle kauterisiert.

c) Über die Kauterisation des Mundes und des Halses

Sie werden bei vier Krankheiten vorgenommen:

1. Bei Fistelbildung im Mund wird der Fistelgang so weit wie möglich kauterisiert.
2. Bei lockerem Backenzahn kauterisiert man das dazugehörige Zahnfleisch.

3. Bei Skrofulose werden die chronisch geschwollenen Lymphdrüsen kauterisiert.
4. Bei chronischer Heiserkeit (chron. Laryngitis) wird am Nasenloch und im Nacken kauterisiert.

Die Kauterisation ist eine wichtige Behandlung zur Austrocknung der Flüssigkeiten, die man nur unter Berücksichtigung von zwei Voraussetzungen anwenden darf: erstens, nachdem man sich von der Reinigung des Körpers überzeugt hat, und zweitens, nachdem man die Hoffnung aufgegeben hat, daß die Heilmittel diese Wirkung herbeiführen. Für die Kauterisation gibt es zwei Zeitpunkte: einen notwendigen (unaufschiebbaren) und einen willkürlichen (wählbaren). Der erste wird in einer beliebigen Jahreszeit angewandt; man muß jedoch bei seiner Durchführung (*tadbīr*) einen Kunstgriff anwenden und soll das Kauterisiereisen mit verschiedenen Kunstgriffen aus Furcht vor [Verbrennung wegen] Erhitzung durch das Feuer handhaben. Für den zweiten ist die beste Zeit der Frühling.

Was die Instrumente für die Kauterisation betrifft, so stimmen die frühen Ärzte darin überein, daß das Gold das beste dafür ist. Sie lehren: Das ist deshalb so, weil das Organ, wenn es damit kauterisiert wird, nicht eitert. Darin widerspricht ihnen aber az-Zahrāwī, der lehrt: Das Eisen ist besser, und zwar aus vier Gründen: erstens, weil wegen der roten Farbe des Goldes die Menge des für die Behandlung notwendigen Feuers nicht erkannt wird. Zweitens, weil das Gold schnell kalt wird, da seine Konsistenz weicher als die des Eisens ist. Drittens, weil es wegen seiner Weichheit den Druck nicht aushält, der bei der Kauterisation und seiner Wirkung auf das Innere des Organs notwendig ist, vielmehr es sich dabei biegt und krümmt — im Gegensatz zum Eisen, weil dieses wegen seiner harten Konsistenz das besser aushalten kann. Viertens, weil in dem Eisen eine Kräftigung für die Eingeweide liegt und kurzum für alle Organe, worüber die Mediziner einer Meinung sind — im Gegensatz zum Gold, von dem keiner von ihnen dieses behauptet.

Über den Zweck hinsichtlich der Anwendung der Kauterisation hast du bereits im Vorhergehenden Kenntnis erhalten.

a) Über die Kauterisierung des Schädels[41]

Der Schädel wird auf neun Arten kauterisiert. Die erste Art wird angewandt, wenn das Gehirn von Kälte und Feuchtigkeit befallen wird; denn, wenn der Zustand des Gehirns darauf zurückzuführen ist, kommt es zu häufigen Erkältungskrankheiten, und Lungenentzündungen können entstehen. Bei dem Patienten treten unablässig kaltes Kopfweh, Zahnschmerzen und Somnolenz auf. Wenn die alten (Ärzte) das Gehirn in dieser Weise diagnostizierten, pflegten sie dem Patienten die Kauterisation zu verordnen, nachdem seine Nahrung verbessert war und ihm Pillen und Abführmittel gegeben waren, die den ihn beherrschenden Stoff reifen ließen und ihn dann entleeren und das Gehirn davon reinigen sollten. Danach wird die Kauterisierung vorgenommen. Die Weise ihrer Anwendung ist, daß das Kopfhaar mit dem Rasiermesser gründlich[42] rasiert wird, dann setzt sich der Patient vor den Chirurgen mit gekreuzten Beinen[43], wobei seine Hände auf seinen Schenkeln liegen. Dann legt der Chirurg seine Handfläche auf die Nase des Patienten, wobei sich seine Finger zwischen seinen Augen befinden. Er erkundet dann die Stelle, an welcher die Mittelfingerspitze durch Ausstreckung am Kopf endet, und nimmt dann die Hand fort. Darauf erhitzt er das olivenförmige Kauterisiereisen, bis es glühend wird und kauterisiert damit die genannte Stelle und dreht dabei das Kauterisiereisen, bis der Schädel(knochen) sichtbar wird. Wenn der Schmerz stark ist, kauterisiert er ein zweites Mal, bis die Schale des Knochens (das Periost) erscheint, damit seine Substanz dünn wird, die Poren sich öffnen und die Materie leicht aus ihm gelöst herauskommt. Dann befeuchtet er einen Wattestreifen in Wasser, in dem Salz aufgelöst ist, legt ihn drei Tage lang auf die Stelle, und wechselt ihn an jedem Tage zweimal. Dann legt er einen in Fett getränkten Wattestreifen darauf, bis der Schorf (*ḫaškarīša*) verschwunden ist. Danach behandelt er mit narbenbildenden Salben[44]. Es gibt Leute, die diese Stelle einige Tage ohne diese belassen, damit der Rest der Materie aus dem Körperinnern herauskommt.

Die zweite Art, bei chronischer Migräne (*šaqīqa*)[45] besteht darin, daß du, wenn diese Krankheit durch die Behandlung des Arztes mit verbesserter Nahrung, das Gehirn reinigenden Abführmitteln und

[41] Vgl. Abbildung Fig. 1 bei Charaf ed-Din.

[42] Zum Ausdruck mustaqṣī vgl. auch Albert Dietrich, *Die arabische Version einer unbekannten Schrift des Alexanders von Aphrodisius*, S. 145.

[43] Statt *murabbaʿ* lesen wir mit Hs. *mutarabbiʿ*.

[44] Über die vielgestaltigen Salben vgl. P. Guigues, *Le Livre de l'Art du Traitement*, Beirut 1903, XXX.

[45] *šaqīqa* ist ein halbseitiger Kopfschmerz. Vgl. die Abbildung Fig. 3 und 4 bei Charaf ed-Din.

lösenden aromatischen Umschlägen (*naṭūlāt*)[46] nicht aufhört, die Kauterisierung anwendest. Das geschieht derart, daß du die Reinigung des Gehirns vornimmst. Dann wird das Haar rasiert, das an den beiden Schläfen ist, und das messerartige Kauterisiereisen (*al-mikwā as-sikkīnī*) wird erhitzt, und damit wird die Stelle kauterisiert. Doch hüte dich vor zwei Dingen: 1) Daß beim Eindrücken des Kauterisiereisens es nicht an den Muskel, und den, den Kiefer bewegenden Nerv gelangt, 2) vor dem Blutfluß aus den Arterien. Im ersten Fall soll der Chirurg mit dem Kauterisiereisen nicht zu tief eindringen, im zweiten Fall soll der Chirurg geeignete Mittel zur Blutstillung bei sich haben. Diese kennst du schon, oder wirst sie noch in der Heilmittellehre kennenlernen. Wenn sich der Schmerz nicht beruhigt mit dem, was wir genannt haben, und du glaubst, daß der Patient eine zweite Kauterisierung nicht mehr aushalten kann, dann rasiere das Haar mitten auf dem Kopf und kauterisiere ihn, wie wir erwähnt haben, bis die Einwirkung des Feuers zu dem Knochen gelangt.

Die dritte Art, bei Apoplexie (*sakta*), besteht darin, daß, wenn abführende Arzneien oder anderweitige Gurgelmittel keine Wirkung tun, die Kauterisierung anzuwenden ist. Sie besteht darin, daß der Chirurg, wenn er sich auf die Reinigung des Gehirns von schlechten Substanzen verlassen hat, das Kopfhaar mit dem Rasiermesser ordentlich[47] rasiert, dann viermal an den vier Seiten kauterisiert und einmal in der Mitte. Das geschieht mit dem messerartigen Kauterisiereisen, bis der Knochen erscheint, Darauf verordnet er wie erwähnt.

Die vierte Art, bei Schlafsucht (*subāt*)[48]. Wenn diese Krankheit (*ʿilla*)[49] durch die Behandlung mit Heilmitteln nicht aufhört, dann behandle sie durch Kauterisieren, und zwar so, daß der Kopf rasiert wird, wie wir erwähnt haben. Dann wird mit dem messerartigen Kauterisiereisen dreimal im hinteren Teil des Gehirns[50] kauterisiert, aber das soll von der Kopfspitze bis zu seinem Ende geschehen. Wenn du das übermäßig machen willst, so kauterisiere ihn auch an den beiden Hörnern. Dann nimm die Kauterisierung vor, wie wir erwähnt haben. All dieses soll geschehen nach äußerst guter Reinigung des Körpers, und dann des Gehirns.

Die fünfte Art, bei Epilepsie (*ṣarʿ*)[51]. Wenn diese Krankheit (*ʿilla*) vom Schleim herkommt (*balġamīya*) und nicht aufgehört hat durch

[46] Sie werden im Sitzbad (insessio, semicupium) auf die entzündeten Körperteile geträufelt oder gegossen, vgl. P. Guigues, a.a.O. XXIII und Kap. 21.
[47] Vgl. S. 140, Anm. 27.
[48] Bei dieser Krankheit liegt der von ihr Befallene wie im Schlaf und bewegt sich nur insofern, als er das Auge abwechselnd schließt und öffnet.
[49] *ʿilla* bedeutet sowohl „Krankheitsursache" griech. αἰτία, wie auch „Krankheit", griech. νόσημα. Vgl. Abbildung Fig. 8 bei Charaf ed-Din.
[50] *muʾaḫḫar ad-dimāġ*, vgl. Fonahn, Nr. 2099.
[51] Vgl. auch August Fischer, ZDMG 62 (1908), S. 152.

das, was wir erwähnt haben, so wende zu ihrer Behandlung die Kauterisierung an, und zwar derart, daß das Kopfhaar ganz rasiert wird. Dann wird an den beiden Hörnern kauterisiert und bei dem Kauterisieren gründlich vorgegangen[52], bis der Knochen sichtbar wird. Dann behandle so, wie wir erwähnt haben.

Die sechste Art, bei Melancholie (*mālīḫūliyā*). Wenn die Krankheitsursache (*ʿilla*) schlechter Schleim (*balġam*) ist, und die Behandlung mit Arzneien nicht geholfen hat, so wende die Kauterisierung an, und zwar derart, daß du das ganze Kopfhaar rasierst[53] und darauf mit dem messerartigen oder olivenförmigen Kauterisiereisen in der Mitte des Kopfes, an seinen beiden Hörnern, dreimal kauterisiert wird. Wenn die Ursache der Melancholie natürliche schwarze Galle ist, so wird der Kopf in einer anderen Weise kauterisiert, und zwar derart, daß ein Kuchen (*kaʿka*) aus Teig gemacht wird, dessen Dicke drei [Quer]-Finger hoch ist. Er wird auf die Kopfhaut fest angeklebt, dann wird frische Butter geschmolzen und solange darauf gelassen, bis sie so erhitzt ist, daß der Finger es nicht mehr ertragen kann. Darauf wird sie in den Kuchen gegossen und belassen, bis sie erstarrt ist oder sich verdickt hat. Der Patient wird im Bad mit Eibisch (Althaea officinalis)[54] gewaschen, dann mit Gerstenmehl.

Die siebte Art, bei Triefaugen (*damūʿ* = Epiphora). Wenn der Tränenfluß reichlich ist und anhält, ohne daß dabei die Anwendung von Heilmitteln, wie wir erwähnt haben, geholfen hat, so wende das Kauterisieren an, und zwar derart, daß du mitten auf dem Kopf und an den Schläfen rasierst, das olivenförmige Kauterisiereisen erhitzt, und mitten auf dem Kopf und an den Schläfen kauterisierst, an jeder Schläfe eine Kauterisierung der Breite nach. Gib aber acht auf Blutfluß! Dann verfahre darauf, wie wir erwähnt haben.

Die achte Art, beim Beginn des Herabkommens von Wasser in die Augen[55]. Wenn diese Krankheit (*ʿilla*) zu entstehen beginnt, verbessere die Nahrung des Patienten und gib ihm, was die Materien seines Körpers zur Reife bringt, was sie entleert[56] und was das Gehirn reinigt[57]. All das ist Aufgabe des Internisten. Darauf wird das Haar mitten auf dem Kopf und an den Schläfen rasiert, und dann der Kopf kauterisiert, wie wir beim chronischen Tränenfluß erwähnt haben.

[52] Statt *istaqṣi* lies mit Ms. *yustaqṣā*.
[53] Statt *taḥliq* liest Ms. *yuḥlaq*.
[54] *ḫiṭmī* vgl. Siggel, S. 33a und Kircher, Nr. 85.
[55] Vgl. Abbildung Fig. 60 bei Charaf ed-Din.
[56] Unter *istafraġa* „leeren“ versteht die alte Medizin, die Überschüsse (*fuḍūl*), d.h. die Garkochungsschlacken (περισσώματα) durch die austreibende Kraft (*qūwa dāfiʿa*) wegzuschaffen und auszuräumen.
[57] Nach den arabischen Medizinern werden Leiden im Kopf durch eine ins Gehirn gekommene Materie hervorgerufen.

Die neunte Art, bei Aussatz (*ǧuḏām*). Wenn die Entstehung dieser Krankheit von dem Schleim, der sich in schwarze Galle verwandelt hat, oder von der schwarzen Galle selbst herrührt, so gibt es dafür keine Behandlung, nämlich Kauterisieren, besonders nicht im Anfangsstadium. — Die Art der Ausführung: nachdem der Körper intensiv gereinigt ist, wird das Kopfhaar rasiert und fünfmal kauterisiert, einmal mitten auf dem Kopf, ein anderes Mal an der Stirn am Haaransatz, zweimal an den beiden Hörnern (*qarnain*) und einmal hinten, in der Nähe des Hinterhauptloches. Achte bei der Kauterisierung dieser Stellen sorgfältig darauf, daß die Einwirkung des Feuers zu dem Knochen gelangt und aus ihm Hüllen (*qušūr*) heraustreten. (Ferner) eine Kauterisierung an der Milz (*ṭiḥāl*), wie früher beschrieben wurde. Wenn es möglich ist, kauterisiere den Patienten bei dieser Krankheit einmal an der Nase und zweimal an den Hüften, zweimal an den Wangen, zweimal an den Rückenwirbeln, einmal am Steißbein[58] ein anderes Mal darunter, zweimal an den Knien, zweimal an den Schultern, zweimal an den Ellenbogen, zweimal an der Brust, einmal an jedem Gelenk des Körpers, einmal am Mageneingang (projiziert nach außen) und einmal am Schambein (*ʿaẓm al-ʿāna* = os pubis). Dann wird hernach behandelt, wie wir erwähnt haben. Gott weiß es am besten.

b) Über die Kauterisierung des Gesichts (II, 164)

Das Gesicht wird auf vier Arten kauterisiert: erstens bei Fäulnis der Nase (Nekrose), und zwar geschieht dieses (so): wenn dauernd Flüssigkeiten, die übel riechen, aus ihr fließen und das anhält, auch wenn man den Körper entleert und das Gehirn gereinigt hat, so wende die Kauterisierung an. Sie erfolgt in der Weise, daß du das olivenförmige Kauterisiereisen (*makwā zaitūnī*) erhitzt und damit über den beiden Augenbrauen in der Nähe des Kopfhaares kauterisierst; zuweilen wird auch in der Mitte des Kopfes kauterisiert.

Die zweite Art wird angewandt bei Ohrenschmerzen[59] infolge von Erkältung, und zwar, wenn den erwähnten Körperteil eine schlechte, kalte, einfache (*sāḏiǧ*) oder zusammengesetzte (*māddī*) Mischung[60] befallen hat, ohne daß die zusammengesetzte durch Reinigung des

[58] Das im Text fehlende Wort ist mit Ms. *ʿuṣʿuṣ*.

[59] Vgl. Abbildung Fig. 5 bei Charaf ed-Din.

[60] Die Mischungen (*amziǧa*) sind die Kardinalsäfte, die nach ʿAli b. al-ʿAbbās, *al-Kitāb al-Malakī* (*Liber regius*), (arab. Text I, 19) in neun Arten eingeteilt werden: eine ausgeglichene (*muʿtadil*) und acht unausgeglichene. Die letzteren zerfallen in vier einfache (*mufrad* oder *sāḏiǧ*) und vier zusammengesetzte (*murakkab* oder *māddī*).

Körpers oder Gehirns, und ohne daß die einfache durch Anwendung von Mitteln zur Veränderung (*mubaddilāt*, nämlich der Kardinalsäfte) verschwunden ist; dann wende die Kauterisierung an, indem das punktförmige Kauterisiereisen (*al-makwā al-musammā bi-n-nuqaṭ*) erhitzt wird. Dann wird rund um das ganze Ohr herum, Punkt für Punkt, punktiert. Darauf wird behandelt, wie wir erwähnt haben.

Die dritte Art wird bei Gesichtslähmung angewandt: Wenn diese Krankheit durch die verschiedenen Heilmittel, die der Internist (*ṭabā'i'ī*) angewandt hat, nicht fortgeht, so benutze die Kauterisierung. Das messerartige Kauterisiereisen (*makwā sikkīnī*) wird erhitzt, jedoch muß es an seinem Ende gekrümmt sein. Damit wird der Patient im Gesicht, und zwar an der Seite, dreimal kauterisiert, einmal über dem Ohr am Haaransatz, dann unter dem Ohr bei der Schläfe und drittens am Mundwinkel (wörtl.: Vereinigung der beiden Lippen). Dann wird behandelt, wie wir erwähnt haben.

Die vierte Art wird beim Lippenriß angewandt. Wenn im erwähnten Körperteil der Lippenriß eingetreten ist, ohne daß die vom Internisten angewandten Mittel geholfen haben, dann wende die Kauterisierung an: das kleine messerförmige Kauterisiereisen (*makwā sikkīnī*) wird erhitzt, schnell auf die Rißstelle gelegt und wieder entfernt. Dann wird behandelt, wie wir erwähnt haben. Gott weiß es am besten.

c) Uber die Kauterisation des Mundes und Halses (II, 165)

In vier Fällen kann kauterisiert werden:

1. Fall: bei Fisteln (*nāṣūr*), die im Mund entstehen. Wenn diese Krankheit vorliegt, ohne daß das, was der Internist angewandt hat, geholfen hat, muß kauterisiert werden. Das geschieht derart, daß man ein Kauterisiereisen, dessen Dicke der Weite der Fistel entspricht, nimmt und im Feuer erhitzt. Dann wird es außen an die Fistel gelegt und hineingedrückt, bis es ihre tiefste Stelle erreicht hat. Darauf wird dies zwei- oder dreimal wiederholt. Danach wird das angewandt, was wir erwähnt haben.

2. Fall: beim Backenzahn (*ḍirs*). Wenn der Backenzahn locker ist und übel riecht, ohne daß die Behandlung mit Medikamenten geholfen hat, so wende die Kauterisation an; und zwar nimmt man eine Röhre (*unbūba*) aus Kupfer oder dergleichen, die man an den Backenzahn legt. Dann erhitzt man ein feines Kauterisiereisen, welches in die Röhre eingeführt wird. Man führt es in sie ein[61] und das Kauterisier-

[61] Dieser Satz ist eine Wiederholung.

eisen wird hineingestoßen. Das wird einige Male wiederholt. Dann wird der Backenzahn fest, und die Lockerung vom Zahnfleisch hört auf. Darauf spült der Patient mit Wasser, in dem Salz aufgelöst ist.

3. Fall: bei Skrofulose (*ḫanāzīr*). Wenn die Skrofulose chronisch ist, ohne daß sie durch die verschiedenen vom Internisten angewandten Medikamente abklingt, so wird die Kauterisation angewandt, und zwar derart, daß man ein (an der Spitze) olivenförmiges Kauterisationseisen[62] nimmt, dessen Weite der Dicke der Skrofel entspricht. Dann wird das Kauterisiereisen erhitzt, darauf gelegt und gedrückt, bis es auf den Boden des Geschwürs gelangt. Dann belaß es drei Tage lang. Hiernach lege darauf in Fett getauchte Baumwolle, bis das Verbrannte verschwunden ist. Darauf behandele es mit haftenden Salben.

4. Fall: bei Heiserkeit der Stimme (*buḥūḥat aṣ-ṣaut*) und Atemnot (*ḍīq an-nafas*). Wenn diese Krankheit wegen dicker Flüssigkeit (*ruṭūba*)[63] eintritt, ohne daß sie durch die verschiedenen Behandlungen des Internisten geheilt ist, dann wende die Kauterisierung an, und zwar derart, daß das nagelförmige Kauterisiereisen erhitzt, und der Patient am Nasenloch leicht damit kauterisiert wird in der Weise, daß die Hälfte der Dicke der Haut gebrannt wird; eine andere Art besteht darin, daß man hinten am Ende der Halswirbel (vertebrae cervicales)[64] (kauterisiert). Darauf lege auf die Stelle Salzwasser. Gott weiß es am besten.

6. Über die Behandlung des Wassers, das sich in den Köpfen der Kinder[65] ansammelt (II, 188)

Vorbemerkung:

Für die Wasseransammlung im Kopf bei Neugeborenen werden drei Möglichkeiten angegeben, die alle unter der Geburt oder durch ein Trauma nach der Geburt entstehen.

[62] *mikwāt zaitūnīya*; eine Abbildung dieses Instruments findet sich bei S. Hamarneh, *Drawings and Pharmacy in al-Zahrāwī's 10th-Century Surgical Treatise*, in: Contributions from the Museum of History and Technology, Washington 1961, Paper 22, S. 81–94, nach der arabischen Handschrift Cod. N.F. 476A der Nationalbibliothek in Wien. Allerdings hat S. Hamarneh den arabischen Text nicht übersetzt und erläutert.

[63] *ruṭūba* bezieht sich nicht auf die vier Grundsäfte.

[64] *ḫaraz al-ʿunq*, vgl. Fonahn, S. 80, Nr. 1774.

[65] Vgl. Abbildung Fig. 46 bei Charaf ed-Din.

1. Befindet sich Wasser zwischen Haut und Periost, so handelt es sich um die Kopfgeschwulst, das Caput succedaneum.
2. Bildet sich Wasser zwischen Periost und Knochen, so entsteht die Kopfblutgeschwulst, das Kephalhämatom.
3. Bei Wasseransammlung zwischen Knochen und Dura mater spricht man von einer epiduralen Blutung, die mit einer inneren Kopfblutgeschwulst vergleichbar ist. Sie bildet sich nach Frakturen oder Fissuren eines Schädelknochens.

Wie Ibn al-Quff lehrt, soll die unter 1. sowie die unter 2. beschriebene Kopfgeschwulst so operiert werden, daß die dort angesammelte Flüssigkeit langsam abfließen kann. Wir wissen heute, daß solche Geschwulstformen harmlos sind und sich nach einiger Zeit vollständig zurückbilden. Wir raten nur zur Operation bei kompliziertem Verlauf.

Die unter 3. angegebene epidurale Blutung darf nicht operativ angegangen werden. Zu den beiden Operationen vgl. Heiberg, S. 47 und Berendes, S. 472.

Diese Krankheit zerfällt in drei Arten:

1. daß das sich sammelnde Wasser zwischen Haut und Periost (*simḥāq*) ist;
2. daß seine Ansammlung zwischen dem Periost und dem Knochen stattfindet;
3. daß es sich zwischen dem Knochen und der dura mater (*al-umm al-ǧāfiya*) sammelt.

Der Grund der Ansammlung des Wassers ist entweder heftiger Druck der Hebamme an den Kopf, wenn sie ihn ebenmäßig zu machen und gleichmäßig zu richten wünscht, oder daß das Kind bei seiner Geburt auf die Erde auf den Kopf fällt. Dann haben sich die Flüssigkeiten (*ruṭūbāt*) des Körpers des Kindes zum Kopf hinbewegt, weil das Kind schwach und empfänglich (für Schädigungen) ist, oder infolge eines Schlages, der den Kopf trifft; so trennt sich ein Gefäß (*ʿirq*) des Körpers ab und sein Inhalt sammelt sich an den erwähnten Stellen, und das Blut verwandelt sich hier in nicht gekochte Substanz (*faǧǧ*).

Wisse, daß die Art, bei der die Genesung durch Operation erhofft werden kann, die erste und zweite Art ist, aber bei der dritten Art soll sich der Chirurg nicht an die Behandlung machen.

Das Symptom für die erste Art ist, daß die Stelle sich weich anfühlt, leicht zu betasten ist, wenig schmerzt, und die Farbe der Kopfhaut von ihrer gewöhnlichen (*muʿtād*) Farbe verschieden ist.

Das Symptom für die zweite Art sind ebendiese Anzeichen, nur daß die Stelle dieser Art schwieriger zu betasten als bei der ersten Art ist, stärker schmerzt und die Hautfarbe weniger verändert ist.

Das Symptom für die dritte Art ist heftiger Schmerz beim Betasten und daß man beim Betasten keine Weichheit fühlen kann. Wenn man die Stelle kräftig betastet, kehrt die Schwellung wieder zurück. Das kommt daher, weil die Substanz sich nach innen kehrt, die Stirn nach außen anschwillt, die Augen des Kindes starr werden, aus ihnen viel Tränen fließen und die Hautfarbe dabei bleibt, wie sie ist.

Was die Behandlung betrifft, so besteht die der ersten Art darin, daß die Kopfhaut der Breite nach mit einem einzigen Schnitt aufgeschnitten wird. Der Schnitt soll in Richtung von beiden Knoten[66] (Wölbungen?) sein, so daß die Flüssigkeit insgesamt heraustritt. Achte darauf, daß ihr Austritt nicht auf einmal erfolgt. Dann stopfst du den Schnitt mit Gazestreifen aus, und er wird für drei Tage gut verbunden. Darauf werden die Verbände am dritten Tage gelöst, und die Stelle wird ausgedrückt, damit das, was an Flüssigkeit noch darin geblieben ist, herauskommt. Dann wird mit einem anderen Streifen ausgestopft und weitere drei Tage verbunden. Hierauf werden die Verbände gelöst, und es wird mit den Wundmitteln behandelt, die du bereits kennst.

Die zweite Art der Behandlung besteht darin, daß der Kopf in zwei sich kreuzweise schneidenden Schnitten der Länge und Breite nach aufgeschnitten wird. Darauf wird in der erwähnten Weise behandelt.

Bei der dritten Art mache dich beim Patienten an nichts derartiges heran! Wenn die Kraft (im Text nur *qūwa*, d.i. *qūwa dāfiʿa* „austreibende Kraft“) stark ist, und der Stoff nach außen gedrängt wird, wobei deutlich sichtbar ist, verwende die Heilmittel der zweiten Art. Mit all diesem stärke den Patienten mit Speisen und Getränken. Verwende dabei, was wir bei der Behandlung der Wunden genannt haben.

7. Über die Behandlung eines Patienten, der in seiner Stirn etwas wie Ameisenkribbeln spürt (II, 189)

Vorbemerkung:

Es ist aus der Schilderung nicht klar zu ersehen, um welche Krankheit es sich eigentlich handelt. Der Verfasser sagt, Erkältungs-

[66] *ʿaqadāni* sind wahrscheinlich die beiden seitlichen Kopfwölbungen, womit möglicherweise die Länge des Schnittes bezeichnet werden soll. Bei Berendes, S. 472 wird der Schnitt beschrieben „machen wir einen einzigen Querschnitt auf der Mitte“.

krankheiten gehen mit ihr einher, und wenn sich nach konservativer Therapie keine Besserung einstellt, so muß folgendermaßen operiert werden: Die Haut soll an der Stirn in drei Parallelschnitten gespalten werden, und die unter den Hautlappen gelegenen Gefäße sollen entfernt werden. Da hier von einer Knochenaufmeißelung nichts erwähnt wird, kann man nicht sagen, ob hier vielleicht die Operation einer Sinusitis frontalis erörtert wird. Diese Operation entspricht in allen Einzelheiten der Darstellung bei Paul von Aegina, vgl. Heiberg, S. 49 und Berendes, S. 474.

Bei dem von dieser Krankheit befallenen Patienten treten viele bis zu den Augen herabsteigende Flüssigkeiten auf. Wenn das mit den verschiedenen Mitteln, die der Internist (*ṭabāʾiʿī*) zur Heilung anwendet, nicht aufhört, lange Zeit andauert, und der Patient deswegen heftige Schmerzen hat, dann nimm die Operation vor. Zunächst muß das Stirnhaar abrasiert werden, um die Muskeln sichtbar zu machen, damit der Chirurg beim Einschneiden behutsam vorgeht. Du befiehlst dem Kranken, seinen Kiefer zu bewegen, damit du an der Stelle der Bewegung den Muskel erkennst, der an den Schläfen (*ṣudǧ*) liegt. Du schneidest die Stirn in drei länglichen, parallelen Schnitten auf, von denen jeder die Länge von drei Querfingern haben soll. Darauf führst du das Skalpell (*ġamādīn*) oder das den Zähnen ähnliche Instrument so in den Schnitt ein, der der linken Schläfe nahe ist, daß dieser bis zum mittleren Schnitt kommt, und du ziehst mit dem Instrument die Haut mit dem Stirnmembran ab. Dann machst du das beim rechten Schnitt zum mittleren hin. Dann führst du in den Schnitt das dem Messer ähnliche Instrument ein und legst seine stumpfe Seite an den Knochen, die scharfe Seite an das, was der Haut nahe ist, durchstößt es (mit dem Instrument) bis zum mittleren Schnitt und schneidest mit ihm alle dort befindlichen Venen und Arterien durch. Hüte dich, daß die Haut nicht geschnitten wird. Dann führe das Instrument in den mittleren Schnitt und stoße es bis zum rechten Schnitt durch und schneide mit ihm alle erwähnten Organe[67], die dort liegen, durch, wie wir es beim ersten Schnitt beschrieben haben. Laß das Blut fließen, daß davon ein mittelmäßiger

[67] *ālāt* „Organe".

Betrag herauskommt. Danach drücke die abgeschnittenen Stellen ordentlich aus, so daß daraus alles Blut, was sich hier gesammelt hat, herauskommt. Dann führe in die Schnitte Streifen (*fatā'il*) von alter Baumwolle ein. Du verbindest die Stelle und legst auf die Muskeln der beiden Schläfen ein kräftig gekühltes Tuch, das mit Rosenwasser, Sandal und Myrtenwasser befeuchtet ist. Dann werden am folgenden Tag die Streifen herausgenommen, und an die Stelle werden andere, mit altem Fruchtsaft, Olivenöl und Rosensalbe getränkte Streifen eingeführt. Darauf heilst du die Stelle mit den Mitteln, womit Wunden geheilt werden. Wenn das Bluten aus den Arterien nicht aufhört, wende dabei den Kunstgriff zur Stillung des Blutes an, den wir erwähnt haben. Gott weiß es am besten.

8. Über das Herausholen dessen, was ins Ohr[68] gefallen ist (II, 190)

Vorbemerkung:

Es werden fünf Fremdkörper erwähnt, die aus dem Ohr entfernt werden müssen.

1. Ein steiniger Körper.

2. Ein metallener Körper.

Für beide Fremdkörper gilt die Methode, dem Patienten ein Öl ins Ohr zu träufeln und ihm anschließend ein Mittel zum Niesen zu geben. Wenn die Nasenlöcher beim Niesen verstopft werden, kann der Fremdkörper aus dem Ohr herausfallen. Sollte diese Methode ohne Erfolg bleiben, wird die instrumentale Entfernung aus dem Ohr vorgeschlagen. Handelt es sich 3. um einen pflanzlichen Körper, so soll man ihn herausholen, bevor er zu quellen beginnt.

4. Bei einem Insekt wird mit Instrumenten wie oben angegeben gearbeitet, oder dasselbe nach der beschriebenen Saugmethode herausgeholt.

5. Wenn es sich um eine Flüssigkeit handelt, soll der Patient bei verstopften Ohren zum Niesen gebracht werden. Vgl. Heiberg, S. 63 und Berendes, S. 489.

---

[68] Vgl. Abbildung Fig. 62 bei Charaf ed-Din.

Das können fünf Körper sein: 1. ein steiniger Körper, 2. ein metallener, wie Eisen und dergleichen, 3. ein pflanzlicher Körper, wie irgendein Korn, 4. irgendein Insekt (*ḥayawān*), 5. ein flüssiger Körper, wie Wasser und dergleichen[69].

Wenn das ins Ohr Hineingefallene von der ersten und zweiten Art ist, so besteht die Methode, es herauszuholen, darin, daß du das Ohr gegenüber der Sonnenscheibe legst und nach dem erwähnten Körper schaust[70]. Wenn er sichtbar ist, so wird Veilchenöl oder süßes Mandelöl ins Ohr getröpfelt, und der Patient zieht ein Medikament durch die Nase ein, welches ihn zum Niesen bringt. Er (der Arzt) verstopft die Nasenlöcher, wenn das Niesen kommt, und zieht das Ohr nach oben. Dann kommt häufig das ins Ohr Gefallene heraus.

Wenn es auf diese Weise nicht herauskommt, dann führt man ins Ohr die Pinzette (*ǧift*)[71] ein, ergreift es und zieht es heraus. Wenn es nicht herauskommt, wird eine Sonde (*mirwad*) genommen, an dessen Ende Harz der Terebinthe (*buṭm*)[72] angebracht wird, in dem ein wenig Pech (*zift*)[73] aufgelöst ist, und der Griffel wird in das Innere des Ohres eingeführt. Wenn es auf diese Weise nicht herauskommt, wird anstelle dessen Vogelleim (*dibq*) angebracht.

Wenn es auf diese Weise auch nicht herauskommt, wird ein kupfernes Rohr (*ṣaffāra*) genommen, von dem eines der beiden Enden, das mit trockenem, fettigem und ganz fein geriebenem Lehm umgeben ist, in das Ohr eingeführt wird; dann wird Veilchenöl dazu gemischt und die Operation ausgeführt, oder das Rohr wird mit weichem Wachs verstopft. Darauf wird die Röhre (*unbūba*) von dem anderen Ende kräftig angesaugt, denn dann kommt der Körper heraus.

Wenn er aber auf diese Weise nicht herauskommt, dann mache dich daran, ihn durch die Operation mit dem Messer herauszunehmen, bevor die Stelle geschwollen ist. Die Operation verläuft derart, daß der Patient an der Vena cephalica (*qīfāl*)[74] zur Ader gelassen und ihm Blut, so viel wie nötig, abgenommen wird. Dann wird der Patient vor den Chirurgen gesetzt, sein Ohr wird nach oben gewendet und bei der Fleischhaut (*laḥma*) wird ein kleiner Schnitt gelegt an der hineingedrückten[75] Stelle[76]. Der Einschnitt soll halbmondförmig sein,

[69] Eine Reihe dieser Fremdkörper wird bei Ibn Hubal III, 141 aufgeführt.

[70] Der Verfasser beschreibt eine aus der Antike übernommene Methode, die sich bei Celsus fast wörtlich wiederfindet. Das beweist, daß diese Methode seit der alexandrinischen Medizin geübt wurde.

[71] Vgl. S. 58-59.

[72] Vgl. Kircher, a.a.O. Nr. 79.

[73] Vgl. Kircher, a.a.O. Nr. 111.

[74] Griech. κεφαλική, vgl. A. Fonahn, Nr. 2710.

[75] Wir versuchen das unverständliche *mutaḥaffaẓ* als *munḫafiḍ* zu deuten. Übrigens hat so auch az-Zahrāwī, fol. 53, Z. 6, des Ms. Berlin Ms. orient. arab. 91, (vgl. Anm. 152, Teil I), wie wir nachträglich feststellen.

[76] Nach den heutigen Operationsmethoden zu urteilen, wäre es möglich, daß die Haut am Antitragus gemeint ist.

so daß er zu dem in das Ohr gefallenen Körper gelangt. Dann wird er herausgenommen mit den Instrumenten, die dazu imstande sind. Darauf näht der Chirurg den Schnitt eiligst und behandelt danach mit Wundheilmitteln.

Wenn das ins Ohr Gefallene von der dritten Art ist, ist es notwendig, sich eilig daranzumachen, es herauszuholen, bevor es durch die Feuchtigkeit des Ohrs wächst. Das geschieht mit den Arten der Kunstmittel, die wir erwähnt haben. Wenn es geschwollen ist, nimm eine feine, dünne Lanzette (*mibḍaʿ*), die in das Ohr eingeführt wird. Damit wird das Korn in kleine Stücke zerteilt; dann wird es mit dem stumpfen Haken (*ṣinnāra ʿamyāʾ*) oder mit der Schere (*miqaṣṣ*) herausgenommen.

Wenn das Hineingefallene zu der vierten Art gehört und ein Insekt von großer Gestalt ist, das deutlich (vom Patienten) gespürt wird, wird versucht, es mit dem Haken (*ṣinnāra*) oder der Pinzette (*ǧift*) herauszunehmen. Wenn es klein und dem Gefühl verborgen[77] ist, wird es durch Saugen herausgenommen. Wenn das Insekt im Ohr erzeugt worden ist — denn im Ohr werden oft Würmer (*dūd*) erzeugt — so wird als Methode, es herauszunehmen, das Saugen angewandt; sonst wird ein Faden aus Baumwolle geformt[78], der reichlich mit Wasser getränkt, dann in feinpulverisiertem zyprischen Vitriol (*zāǧ*)[79] gewälzt, ins Ohr eingeführt, einige Zeit darin gelassen und dann herausgenommen wird. Man stellt einen weiteren Faden (dieser Art) her (und wiederholt die Prozedur), denn die Würmer sterben und kommen heraus. Wenn das Ohr angeschwollen ist, wird auf es von außen ein Verband (*qīrūṭī*) von Hauswurzwasser (*ḥaiy al-ʿālam*)[80], Zichorienwasser (*hindibāʾ*)[81], Rosenwasser, Veilchenöl und weißem Wachs (*šamʿ abyaḍ*) angelegt, oder es wird bespritzt mit Sandel- und Rosenwasser, Wasser aus der Kürbisrinde[82] und Gurkenwasser, d.h.: diese bereite zu. Als Nahrung des Patienten werden fleischlose Speisen[83] bestimmt.

Wenn das Hineingefallene von der fünften Art ist, wird dem Kranken Arznei zum Niesen gegeben, und seine Ohren werden mit Baumwolle verstopft; er legt sich flach wie zum Schlafen auf das Ohr,

[77] D.h. vom Patienten nicht gespürt wird.

[78] Im arabischen Text lies *tuʿmalu*.

[79] Davon gibt es verschiedene Arten, die meist aus einer Mischung mehrerer Metallsulfate, besonders aus Kupfer- und Eisensulfat bestehen, vgl. E. Wiedemann, Beiträge XXIV, 81, 92 und Kircher, a.a.O. Nr. 125.

[80] Sempervivum arboreum, vgl. Ibn al-Baiṭār 732; Kircher, a.a.O. Nr. 69.

[81] Vgl. Kircher, Nr. 250.

[82] Vgl. Plinius Sec., Nat. Hist. XX, C. 8, 16 (ed. Loeb, ... VI, p. 10: sativae quoque derasae sucus tepefactus auribus medetus ...)

[83] *muzawwara*, pl. *mazāwir*, hier *mazāwīr*, vgl. Dozy I, 612b: „chaque plat sans viande qu'on donne à un malade".

bis er niesen kann. Wenn es auf diese Weise nicht herauskommt, wird dem Patienten befohlen, auf seinem dem Ohr entsprechend liegenden Fuß zu hüpfen, wobei er seinen Kopf nach der Seite des kranken Ohres neigt. Wenn es auf diese Weise nicht herauskommt, wird ins Ohr die erwähnte Röhre (*unbūba*) in der genannten Weise gelegt und kräftig gesogen, oder es wird ins Ohr das Ende eines Stückes Papyrus gelegt und Feuer an dem anderen Ende angezündet; denn das Wasser kommt auf diese Weise heraus, und Gott weiß es am besten.

9. Über die Behandlung der Verstopfung des Ohres[84] und eines solchen, welches undurchbohrt[85] ist (II, 192)

Vorbemerkung:

Es werden Gehörgangswucherungen beschrieben, wobei sicherlich die Ohrpolypen gemeint sind. Wird nach deren Entfernung eine Ohreiterung sichtbar, so soll mit den angeführten Medikamenten behandelt werden. Bei der zweiten Ohrerkrankung handelt es sich um eine Otitis externa. Man soll den Eiterherd herauskratzen und die Stelle anschließend mit lauwarmen Ölen behandeln.

Bei der dritten Erkrankung, dem undurchbohrten Ohr bei Neugeborenen, kann man von der Gehörgangsatresie sprechen. Man soll versuchen, mit Instrumenten an der Stelle des Gehörgangs eine Öffnung zu schaffen. Vgl. die ähnliche Darstellung bei Heiberg, S. 62 und Berendes, S. 488.

Was die Verstopfung betrifft, so entsteht sie im Ohr entweder wegen des wachsenden Fleisches oder wegen eines Geschwürs, welches sich gebildet hat, oder wegen der Verschmelzung des Ohres. Diese Verstopfung ist manchmal deutlich für das Gefühl und manchmal dem Gefühl verborgen. Zuweilen entsteht die Verstopfung durch Verschmutzungen, die sich im Ohr angesammelt haben. Zuweilen wird ein Kind geboren, dessen Ohr nicht durchbohrt ist.

---

[84] Vgl. Abbildung Fig. 63 bei Charaf ed-Din.

[85] Text hat „durchbohrt", aber es handelt sich, wie die Ausführung zeigt, um das nicht durchbohrte Ohr, eine Gehörgangsatresie.

Was die Verstopfung betrifft, so besteht die Heilung des wachsenden Fleisches darin, daß man es mit einem feinen Haken (*ṣinnāra*) faßt; schneide es vorsichtig heraus, bis du alles davon fortgenommen hast. Dann bestreue es mit gelbem Pulver und drücke darauf. Wenn sich hier ein Geschwür zeigt, so bestreiche das Ohr außen mit Rosenwasser, Sandel- oder Gurkenwasser oder Wasser der Kürbisrinde[86], und verordne fleischlose Speisen (*mazāwīr*) als Nahrung des Patienten. Bestreiche das Ohr mit weißer Kollyrium- Paste (*šiyāf*)[87], welche in Rosenwasser aufgelöst ist. Wenn die Hitze innerlich ist, so träufele das ins Ohr.

Wenn die Verstopfung von einem Geschwür oder einer Wunde herrührt, die sich gebildet haben, so öffne die Stelle mit einer feinen Lanzette (*mibḍaʿ*), und streu dann gelbes Pulver in das Ohr. Dies ist alles zu tun, wenn die Verstopfung sichtbar ist. Wenn sie aber innerlich (*bāṭin*) ist, dann ist die Heilung sehr schwierig. Was dabei geschehen kann, ist, daß man in das Ohr eine Sonde (*mirwad*) einführt und die Stelle vorsichtig durchbohrt, damit das Ende des Giffels zu dem Nerv (Trommelfell)[88] gelangt.

Wenn die Ursache der Verstopfung auf Verschmutzungen beruht, sie geschieht ihre Heilung dadurch, daß man sie mit einem feinen Löffel (*milʿaqa*) fortnimmt, dann träufelt man ins Ohr lauwarmes bitteres Mandelöl, oder ebenfalls lauwarmes Rosenöl.

Was das undurchbohrte Ohr[89] betrifft, so wird es mit der Lanzette (*mibḍaʿ*) durchbohrt, in die Öffnung werden in Rosenöl angefeuchtete Gazestreifen (*fatāʾil*) gelegt, und ringsum wird gelbes Pulver gestreut. Tue das solange, bis die Stelle wiederhergestellt ist — so Gott, der Erhabene, will.

[86] Vgl. Celsus VI, 7, 7C (Marx, S. 297). Für Rosenwasser siehe ein Rosenkollyrium bereits bei Galen, De simplic. medic. temp. ac facult., L. IV, C. 24, ed. Kuhn XI 780.

[87] Zum Wort und zur Sache vgl. M. Meyerhof, *L'Ophtalmologie de Mohammad al-Ghafiqi*, S. 16, 24, 92, 132, 158, 160, 162, 163. Lediglich für das Auge ist auch ein Collyrium album angegeben bei Galen: κολλύριον λευκόν. De comp. medic. sec. loc , L. IV, C. 8, ed. Kuhn XII, 757.

[88] Da es sich beim Trommelfell um ein Häutchen gehandelt hat, dessen Substanz als „sehnig" angesehen wurde, dürfte der Ausdruck „Nerv" hier wohl sinngemäß „Trommelfell" bedeuten.

[89] Bei dem undurchbohrten Ohr muß es sich um eine Gehörgangsatresie handeln; die Operationstechnik ähnelt der, die laut Celsus VII, 8, 2, (Marx S. 324) für eine oberflächliche Gehörgangsverklebung angewandt wurde.

10. Über die Behandlung des in der Nase wachsenden Fleisches[90] (II, 193)

Vorbemerkung:

Bei den fleischigen Gebilden in der Nase kann man in erster Linie an die Nasenpolypen denken, oder an andere gut- oder bösartige Tumoren. Bei in die Nasenlöcher einfallendem Sonnenlicht werden die Polypen mit dem Haken entfernt.

Krebsartige Tumoren sollen auf keinen Fall operiert werden, weil eine Heilung nicht erhofft werden kann.

Warzen an der Nase sollen, wenn sie gutartig sind, entfernt und kauterisiert werden. Vgl. Heiberg, S. 64 und Berendes, S. 489.

Zuweilen wachsen in der Nase fleischige Gebilde (*luḥūm*, Tumoren, Polypen) von verschiedener Farbe und Konsistenz (*qawām*) aufgrund schlechter Substanzen (*mawādd*), die sich in sie ergießen. In einem solchen Fall muß man bei strahlender Sonne in die beiden Nasenlöcher sehen. Wenn es (das Gebilde) von schwarzer oder dunkler Farbe und von fester Konsistenz ist, so handelt es sich um Krebs (*saraṭān*). Für derartige Fälle kann keine Genesung erhofft werden. Dann muß man die Behandlung durch Operation aufgeben, vielmehr muß man dem Patienten verordnen, die Nahrung zu verbessern, Erfrischungsgetränke anzuwenden und den Körper zu jeder Zeit mit Mitteln zu reinigen, welche die schwarze Galle[91] (*saudā'*) heraustreten lassen: z. B. in saurer Milch[92] gekochte Kleeseide (*afītimūn*)[93] und dergleichen, was

[90] Die hier beschriebene Operationsmethode stimmt mit jener bei Paulus von Aegina fast wörtlich überein, ja zum Teil sogar mit den angewandten Medikamenten (Essig).

[91] Die schwarze Galle ist einer der vier Körpersäfte der antiken humoralen Medizin, deren Übermaß im Körper nach Galen Krebs hervorrufen kann (De crisibus II, C. 12, Kühn IX, 693).

[92] *laban ḥalīb*, vgl. Siggel, *Giftbuch*, S. 205.

[93] Vgl. Kircher, Nr. 6. 'Επίθυμον, eine auf dem θύμος (Thymian) wachsende Schmarotzerpflanze, führt unter anderem nach Dioscurides (1 IV, 177 R V, ed. Wellmann Vol. II, p. 327), hier allerdings nicht in saurer Milch, sondern

du schon kennst. Fette die beiden Nasenlöcher mit erfrischenden Ölen ein.

Wenn die Farbe des Geschwürs die Farbe der Nase hat und dabei von weicher Konsistenz ist, so beeile dich mit der Behandlung, und zwar folgendermaßen: der Patient setzt sich vor den Chirurgen bei strahlender Sonne hin, und dieser öffnet die beiden Nasenlöcher, setzt den Haken (*ṣinnāra*) an diese fleischigen Gebilde (*luḥūm*, d.h. Polypen) und zieht sie hervor. Dann schneidet er das, was er hervorgezogen hat, mit einem feinen, an einer Seite scharfen Seziermesser (*mibḍaʿ*) ab. Wenn etwas davon im Innern des Nasenloches zurückgeblieben ist, so führe in das Nasenloch das dem Myrtenblatt ähnliche Instrument ein und schabe ab, was du dort von dem beschriebenen fleischigen Gebilde spürst, und nimm es heraus, was von diesem Fleisch mit der Spitze der Sichel (*miḥašš*) abgeschnitten wurde. Dann blicke in das Innere der Nase bei Sonnenlicht. Wenn du siehst, daß sie sauber geworden und das, was in ihrem Innern ist, jetzt rein ist, so ist es gut. Wenn du nicht hineinsehen kannst, nimm das erwähnte Instrument wieder und schäle die Seiten der Nase insgesamt. Darauf wird in das Nasenloch Wasser, Gallapfelsaft und ein wenig Essig gegossen. Wenn du die Flüssigkeit oberhalb des Gaumens und der Kehle herauskommen siehst, weißt du, daß dort nichts geblieben ist. Wenn aber etwas dort geblieben ist, und du es mit dem erwähnten Instrument nicht abschneiden kannst, oder das Fleisch nahe bei dem Siebbein (*ʿaẓm al-miṣfāt*) ist, dann gebrauche die Fadensäge (*minšār ḫaiṭī*), und zwar so, daß ein Baumwollfaden ganz fein gedreht wird, der stark sein soll. Es werden Knoten geknüpft, so daß zwischen jedem Knoten die Länge von zwei (Quer-)Fingern besteht. Sein Ende wird mit dem Ende eines feinen Fadens doppelt[94] gebunden, der in das Loch der Nadel eingeführt wird. Man verwendet die Nadel, die für diese Operation gebraucht wird; sie wird in die beiden Nasenlöcher eingeführt, bis sie zu dem Loch gelangt, welches am obersten Gaumen ist. Dann wird sie aus diesem Loch (vom Mund her) herausgezogen und es wird gezogen, bis der Faden mit den Knoten zu dem obersten Gaumen dringt. Darauf wird dieser Faden an den beiden Enden innen und außen kräftig gezogen, bis die Knoten den Lauf frei öffnen und das, was dort an Fleisch ist, wegnehmen. Dann reibst du das Blut in der Nase ab und legst einen Gazestreifen (*fatīla*) ein, auf dem etwas von

in Honig, Salz und etwas Essig gelöst, die schwarze Galle nach unten ab. Nach Galen (De simplic. medic. temp. ac fac. 1 VI, Cs. 14, Kuhn XI, 875) bewirkt diese Pflanze Austrocknung, was mit der antiken Krebsbehandlung übereinstimmt.

[94] Statt *šaiʾ*, „etwas", lies *muṯannan*, „accipias filum duplicatum".

der „Salbe der Gottesgesandten“[95] ist. Das mit dem erwähnten Faden wiederholst du am zweiten und am dritten Tag, wie wir beschrieben haben. Darauf wird dieser Faden herausgenommen und in die Nase eine Bleiröhre (*unbūba raṣāṣ*) für viele Tage eingeführt, bis sie geheilt ist. Die Röhre wird von außen mit dem (Mittel), das zur Stärkung und Blutstillung dient, eingerieben wie: Mimosa nilotica (*qaraḍ*)[96], Saft von Dracaena (*dam al-aḫawain*)[97], Alaun (*šabb*)[98] und Rosenknospen (*zirr ward*)[99], und von außen wird die Nase mit Rosenöl eingeölt; und bei diesem allem tue alle erwähnte Handarbeit nur nach Reinigung des Körpers, und ferner des Gehirns. Verbessere die Nahrung während dieser Zeit und achte darauf, den Leib des Patienten stets zum Abführen zu bringen.

Wisse, daß zuweilen an der Seite der Nase Warzen (*ṯu'lūl*) wachsen und im Laufe der Zeit so groß werden, daß dadurch der Anblick der Nase häßlich wird. In diesem Fall muß man sich daran machen, sie bei dem ersten Erscheinen abzuschneiden und alles mit der Wurzel zu entfernen. Dann wird die Stelle mit dem Kauterisiereisen oder mit scharfer Medizin kauterisiert. Wenn das Geschwür schwarz und von harter Gestalt ist und wenig Gefühl hat, so mache dich nicht mit dem Messer daran, denn es ist Krebs. Vielmehr wird dem Patienten befohlen, die Nahrung[100] zu verbessern, und verfahre dabei, wie wir erwähnt haben.

[95] Arab. *marham ar-rusul*; sonst auch *m. al-ḥawāriyūn* „der Jünger (Jesu)“ oder *m. as-salīḥūn* „der Apostel“ genannt. Das Rezept dafür nach Ibn al-Quff II, 252 ist: „Wachs (*šam'*) und Kiefernharz (*rātinaǧ*), von jedem 20 Dirham, Opoponax (*ǧāwašīr*), Grünspan (*zinǧār*) und reine Myrrhe (*murr ṣāfin*), von jedem 2 Dirham, und Alaun (*šaqq*) 7 Dirham, lange Osterluzei (*zarāwand*) und Weihrauch (*lubān*), von jedem 3 Dirham, Harz von Commiphora africana (*muql*), 4 Dirham, Bleiglätte (*mardāsanǧ*), $4^1/_2$ Dirham, das Ganze wird, wie es sein muß, zerrieben und das Übrigbleibende wird im Winter mit $1^1/_2$ *raṭl* Olivenöl, im Sommer mit 1 *raṭl* aufgelöst, geschüttelt und angewandt“. Die Salbe wird bei Hautkrankheiten und Geschwüren verwendet und hilft zur Heilung. In unserem Text handelt es sich um ein Salbentampon. Die Salbe kommt auch bei Sobhy, *al Dakhîra*, S. 135 (arab. Text Nr. 282) vor.

[96] Siggel, *Wörterbuch*, S. 59a.

[97] Siggel, *Wörterbuch*, S. 35b.

[98] Siggel, *Wörterbuch*, S. 82b.

[99] Vgl. Ibn al-Quff I, 239; Kircher, Nr. 122.

[100] *ġiḏā'*, pl. *aġḏiya* bezeichnet die Nahrungsmittel als Rohstoffe für die Speisen (*aṭ'ima*), welche die daraus verarbeiteten Produkte sind.

11. Über das Entfernen von Knoten[101], welche auf den Lippen erscheinen[102] (II, 194)

Vorbemerkung:

Eine Schwellung (Knoten, Tumor) an den Lippen soll operativ entfernt werden. Nach der ungenauen Beschreibung können wir nicht sagen, um welche Erkrankung es sich hier handelt.

Zu diesem Organ ergießt sich zuweilen eine schlechte Substanz (*mādda*), welche sich in ihm sammelt; dann verhärtet sie sich wegen der Kälte oder Hitze der äußeren Luft. In einem derartigen Fall darf man das keineswegs unbehandelt lassen, sondern man muß sich an seine Behandlung machen. Diese besteht darin, daß man den Körper des Patienten von der in ihm überwiegenden Substanz reinigt, nachdem man sie zur Reife gebracht und zum Herausbrechen vorbereitet und dann das Gehirn gereinigt hat. Darauf wird die Lippe umgestülpt, operiert, und die Substanz[103], die sich dort angesammelt hat, entfernt. Darauf werden die erwähnten blutstillenden Medikamente auf die Stelle gelegt, nachdem man sie fein pulverisiert hat, so daß das Blut zu fließen aufhört. Dann spült der Patient mit Essig, und die Stelle heilt daraufhin, indem sie sich zusammenzieht, so daß der Patient gesund wird — wenn Gott, der Erhabene, will.

12. Über die Behandlung des im Zahnfleisch wuchernden Fleisches (II, 195)

Vorbemerkung:

Hier soll ebenfalls gutartiges Gewebe entfernt werden, von dem wir nicht wissen, welcher Tumor damit gemeint ist. Vgl. Heiberg, S. 65 und Berendes, S. 491.

---

[101] Text Pl. *ʿuqad* vom Sing. *ʿuqda* „Knoten, Ganglion“.

[102] In diesem Kapitel sind differentialdiagnostisch die Erkrankungen der Lippen nicht sicher zu trennen, vielleicht auch damals von dem Autor überhaupt nicht getrennt worden.

[103] *ǧism* „Körper“ im Sinne von „Träger der Substanz“.

Zuweilen wachsen am Zahnfleisch Wucherungen (*zawā'id*) infolge der schlechten Substanzen (*mawādd*), die aus dem Gehirn zu ihm fließen und sich in ihm stauen. In einem derartigen Fall muß der Patient zuerst aus der vena cephalica (*qīfāl*) zur Ader[104] gelassen werden, dann müssen sein Körper und sein Gehirn (von den Schlacken) gereinigt werden. Darauf beginnt man mit der erwähnten Behandlung mit dem Messer; sie geschieht derart, daß man die Wucherung mit dem Haken (*ṣinnāra*) hochzieht oder mit der Zange (*minqāš*) ergreift, darauf sie an ihrer Wurzel abschneidet und das Blut daraus eine gute Zeit lang fließen läßt. Dann wird auf die Stelle fein pulverisiertes Vitriol (*zāǧ*) gelegt, danach wird die Stelle mit dem Kauterisiereisen kauterisiert, damit die Wucherung nicht wiederkommt; denn so lange sie nicht kauterisiert ist, ist es nicht ausgeschlossen, daß sie wiederkommt. Gott weiß es am besten.

13. Über das Reinigen und Ausziehen der Zähne (II, 195–197)

Vorbemerkung:

Vor dem Ausziehen eines Zahnes muß zuerst die Ursache des Schmerzes festgestellt werden, ob der Schmerz im Zahn selbst, im Zahnfleisch oder im Nerv liegt. Einen Zahn zu entfernen, bei dem der Schmerz nicht im Zahn liegt, wird abgelehnt, vielmehr soll man Arzneien anwenden. Vor dem Ziehen muß man mit der Zange bis zur Wurzel vordringen und beachten, daß nichts von der Wurzel im Kiefer zurückbleibt.

Um einen Zahn kann zuweilen ein anderer Zahn wachsen: der sogenannte dens in dente, vgl. H. Euler, Die Anomalien, Fehlbildungen und Verstümmelungen der menschlichen Zähne, München-Berlin 1939.

Lockere Zähne werden entweder durch heiße Packungen mit zusammenziehenden Medikamenten oder durch Bänder von Gold- oder Silberfäden mit den gesunden Zähnen gefestigt. Zur Extraktion der Zähne vgl. Heiberg, S. 66 und Berendes, S. 491; ferner Otto Spies, *Ṭibb al-asnān ʿinda 'l-ʿArab*, Maʿhad ad-dirāsāt al-islamīya fī Madrīd, Vol. 14 (1967–1968), S. 199–230.

---

[104] Über die Gefäße zum Aderlaß handeln E. Wiedemann und F. Hauser, *Über Schalen, die beim Aderlaß verwendet werden*, in: Arch. f. Gesch. d. Medizin 11 (1918), S. 22–43.

Was das Reinigen der Zähne betrifft, so wisse, daß harte, häßlich aussehende Krusten zuweilen die Zähne von innen und außen überziehen und die Zähne manchmal schwarz, gelb oder grün werden, so daß diese Fäulnis das Zahnfleisch erfaßt, und deswegen der Mundgeruch sich verändert. In einem solchen Fall muß man den Körper, dann den Kopf (von den Schlacken) reinigen; darauf werden die Zähne abgekratzt und zwar derart, daß der Patient sich niedersetzt, dabei seinen Kopf auf den Schoß des Behandelnden legt und dieser die Zähne an allen Seiten abkratzt, bis er sie alle gereinigt hat.

Was das Ausziehen der Zähne betrifft, so muß man vor dem Ausziehen untersuchen, ob die Krankheit im Zahn selbst oder im Zahnfleisch oder im Nerv liegt. Das wird dadurch festgestellt, daß man Arzneien auflegt, nämlich ob der Schmerz, wenn die Krankheit im Zahn liegt, sich nur auf ihn beschränkt und sich durch das Auflegen der Arzneien auf den Zahn beruhigt. Wenn der Schmerz im Zahnfleisch liegt, erstreckt er sich auf die Stelle des Zahnes und darüber hinaus und beruhigt sich durch Auflegen der Arzneien auf das Zahnfleisch. Dann verändert sich seine Farbe und manchmal auch der Mundgeruch. Wenn der Schmerz aber nicht durch die eine noch die andere Behandlung beruhigt wird, dann liegt die Krankheit im Nerv, besonders wenn er empfindlich ist, das Gehirn krank ist und die Sinnesempfindungen angegriffen sind.

Wenn du das in Erfahrung gebracht hast, so lehren wir, daß es nichts nützt, den Zahn auszureißen, wenn der Schmerz nicht im Zahn liegt, möglicherweise kann die Erschütterung und Bewegung des Zahnes den Kiefer reizen, so daß zu dem Kiefer ein Stoff gezogen wird, dessen Wirkung er nicht ertragen kann. Man soll sich bemühen, daß das Ausziehen durch Arzneien, nicht aber durch Operation geschieht, die man nur anwenden soll, wenn die Medikamente aussichtslos sind.

Folgendes ist eine Arznei, die den schmerzenden Zahn auszieht: Rinde der Wurzel des Maulbeerbaumes und Pyrethrumwurzel (*ʿāqir qarḥā*) zu je einem Teil; man zerstößt das sehr fein, dämpft es mit säurestarkem Essig ein, bis es wie Honig wird. Dann legt man es auf den Zahn und streicht es dreimal täglich darauf.

Eine andere Arznei: Wurzel der Springgurke (*qiṯṯāʾ al-ḥimār*) und gelben Arsen (*zarnīḫ aṣfar*) werden zu gleichen Teilen sehr fein zerstoßen, mit Weinessig eingedämpft, bis das wie Honig wird, und damit wird der Zahn bestrichen.

Eine andere Arznei: Nessel-Samen (*anǧura*), Galbanum (*qinna*) und Weihrauch (*kundur*) zu gleichen Teilen werden zerstoßen und angewandt wie die erste Arznei und damit wird der Zahn bestrichen.

Eine andere: Wurzel der Koloquinte (*ḥanẓal*) und Hefe (*durdī*) des Essigs; die Wurzel der Koloquinte wird zerrieben und mit der Hefe vermischt und auf den Zahn gelegt, wie beschrieben.

Eine weitere: Artemisia (*qaisūm*) wird äußerst fein zerrieben und mit der Milch von milchhaltigen Pflanzen (*yattūʿāt*) vermischt und damit wird der Zahn bestrichen. Man muß sich aber hüten, etwas davon an die gesunden Zähne kommen zu lassen, denn es schadet ihnen und macht sie gelb. Man soll diese Arzneien nur nach Reinigung des Körpers durch Aderlaß (*faṣd*) anwenden und durch Mittel, welche die Stoffe entsprechend ihres Dominierens (im Blut) abführen. Wenn die Zähne durch diese Behandlung nicht ausgestoßen werden, so mach dich an das Ausziehen der Zähne. Wenn du das tust, beachte, welche Materien im Blut dominieren. Wenn das offenkundig ist, so lasse den Kranken zuerst zur Ader. Darauf achte, welche Stoffe dominierend sind; entleere durch das, was sie speziell betrifft. Dann beachte: wenn der Schmerz andauert, so untersuche alle Zähne, um an ihnen den Schmerz herauszufinden, damit durch das Ausziehen nicht ein anderer betroffen wird. Wenn das erkannt ist, so muß das Herumliegende mit dem Kratzinstrument freigemacht werden, bis die Wurzel der Zähne von allen Seiten aufgedeckt ist. Dann greife mit der Zange zu und rüttele nach rechts und links sowie nach vorne und hinten und darauf ziehe kräftig in gerader Richtung, damit er nicht abgebrochen wird. Wenn der Backenzahn verfault ist, so muß man beim Freilegen so tief eindringen, bis seine Wurzel gut freigelegt ist; dann wird das Ausziehen vollzogen. Der Kranke spült mit dem Trank von über dem Feuer erhitzten Gallapfel oder mit Wasser, dem Vitriol (*zāǧ*) zugesetzt ist, ohne daß er dabei etwas davon verschlucken darf. Wenn nach Ausziehen des Backenzahnes etwas von seiner Wurzel im Kiefer zurückbleibt, so muß man auf diesen Rest einen mit Fett befeuchteten Wattebausch drei Tage lang legen. Danach untersucht man ihn mit dem Meißel, reinigt, was um ihn herum ist, bis er freigelegt ist, faßt mit einer Zange (*kullāb*), die mit einer Feile versehen ist, sehr fest zu, rüttelt, zieht tiefgehend und nimmt alles heraus.

Wisse, daß manchmal um den Backenzahl ein anderer Backenzahn wachsen kann, ebenso verhält es sich mit den anderen Zähnen. In diesem Fall muß man beim Ziehen dieses Zahnes geschickt nach der genannten Methode vorgehen.

Wisse auch, daß die Zähne sich lockern und bewegen können, so daß man ihren Ausfall beim festen Kauen befürchten muß. Die Methode, sie zu festigen, besteht darin, daß heiße Packungen mit zusammenziehenden Arzneien wie Rosensamen (*bizr al-ward*), Myrte (*ās*), Tamariske (*ʿaḏba*), Mimose nilotica (*qaraḍ*), Granatapfelschale (*qišr ar-rummān*) und dergleichen aufgelegt werden.

Wenn das nicht nützt, so nimmt man eine Silber- oder Goldschnur (*šarīṭ*) wobei das Gold besser ist, und befestigt damit die Zähne; dabei befestigt man die sich bewegenden Zähne mit den sich nicht bewegenden Zähnen. Man muß ganz straff festbinden und schneidet dann das

Ende der überflüssigen Schnur ab. Man kann auch einen Zahn aus Knochen oder Elfenbein nehmen und ihn an die Stelle eines Zahnes, der ausgefallen ist, setzen und mit der genannten Schnur auf die geschilderte Art befestigen. Gott weiß es am besten.

14. Über den Einschnitt des Zungenbandes und den darunter entstandenen „Frosch“[105] (II, 197)

Vorbemerkung:

Es wird die angeborene oder erworbene Verkürzung des Unterzungenbandes beschrieben.

Bei angeborener Verkürzung soll das Zungenband der Breite nach gelöst und mit Medikamenten behandelt werden.

Bei dem als „Frosch“ bezeichneten Tumor handelt es sich wahrscheinlich um eine Speicheldrüsenerkrankung, die durch Operation beseitigt werden soll. Vgl. dazu Heiberg, S. 66 und Berendes, S. 492.

Wisse, daß das Band bei einigen Menschen zuweilen kurz ist, so daß es hindert, einige Buchstaben deutlich auszusprechen. Manchmal ist diese Verkürzung von Natur gegeben, nämlich angeboren, manchmal aber nicht von Natur gegeben, wegen der Einwirkung eines Geschwürs.

Wenn sie von Natur aus vorliegt, laß den Patienten zuerst aus der vena cephalica (*qīfāl*) zur Ader und laß ihm einen reichlichen Betrag Blut ab. Wenn danach etwas von den Stoffen überwiegt, so wird es mit den Medikamenten, die dafür besonders geeignet sind, herausgenommen. Dann setzt sich der Patient auf einen Stuhl, hebt den Kopf und legt seinen Kopf in den Schoß des Chirurgen, dann

[105] *ḍafdaʿ*, „Frosch“, ranula, ist eine Geschwulst unter der Zunge. Vgl. Abbildung Fig. 55 und 76 bei Charaf ed.Din.

öffnet er seinen Mund und hebt seine Zunge nach oben. Darauf schneidet der Chirurg das Zungenband der Breite nach. Aber bemühe dich, daß der Schnitt nicht zu tief wird, damit er nicht an eine Arterie gelangt, so daß aus ihr übermäßiger Blutfluß (*nazf*) entsteht. Nach dem Schnitt soll der Patient dann mit Rosenwasser oder kaltem Wasser spülen. Hierauf wird unter die Zunge ein aus Leinenstreifen (*kattān*) hergestellter Gazepfropf (*fatīla*) gelegt, den der Patient immer hält, damit der Schnitt sich nicht zusammenschließt. Wenn aber ein Blutfluß entsteht, wie wir beschrieben haben, lege auf die Stelle mehrere Male fein pulverisiertes Vitriol. Wenn es auf diese Weise nicht aufhört, so kauterisiere das Ende der abgeschnittenen Arterie (*širyān*) mit dem linsenförmigen Kauterisiereisen (*mikwāt ʿadasīya*), das dazu geeignet ist. Wenn der Schnitt frisch ist, führe den Haken (*ṣinnara*) in die frischen Verknotungen (*ʿuqad*), ziehe sie heraus und schneide sie mit der Lanzette (*mibḍaʿ*) ab, und bemühe dich auch, daß der Schnitt nicht an das Muskelgewebe (*laḥm*)[106] gelangt, damit nicht das eintritt, was wir erwähnt haben. Tue weiter nichts außer der Reinigung des Körpers von seinem Inhalt, wie wir erwähnt haben.

Was den „Frosch" betrifft, so wisse, daß zuweilen unter der Zunge ein Körper wächst, der einem Frosch ähnlich ist, der seine Extremitäten zusammengezogen hat; dieser Körper hindert die Zunge an ihren für sie speziellen Bewegungen. Das kommt daher, weil sich ein dicker Stoff unter die Zunge ergießt und sich dann verhärtet, da sich die Zunge dauernd bewegt, derart, daß sie ihre Feinheit verliert und die Plumpheit behält.

Die Methode, diese Krankheit zu heilen, besteht darin, daß man zunächst den Körper von den in ihm vorherrschenden Stoffen reinigt. Darauf öffnest du den Mund des Patienten gegenüber der Sonne und schaust nach dem Geschwür. Wenn du es als schwarz, von harter Substanz und ohne Gefühl erkennst, so ist es Krebs und du darfst dich nicht an seine Behandlung machen.

Wenn es aber von weißer Farbe und in ihm Feuchtigkeit ist, so halte es mit dem Haken (*ṣanānīr*) und operiere es mit einer feinen Lanzette (*mibḍaʿ*), reinige es an allen Seiten und nimm es heraus.

Wenn das Blut bei deiner Operation stark fließt und dich an der Vollendung der Operation hindert, wobei es dir verbirgt, was du zu sehen wünschst, so lege auf die Stelle fein pulverisiertes Vitriol.

Wenn das Blut zu fließen aufhört, mach dich wieder an die Operation und führe sie zu Ende. Danach soll sich der Patient mit Essig, in dem Salz aufgelöst ist, den Mund ausspülen. Dann wird er mit den Wundmitteln behandelt. Gott weiß es am besten.

[106] Vgl. A. Fonahn, Nr. 1808.

15. Über die Behandlung der Anschwellung der Mandeln und die Anschwellung des Zäpfchens, welche *ʿinabī*[107] genannt wird (II, 198)

Vorbemerkung:

Bei chronischer Tonsillitis werden die Mandeln beide vollständig operativ entfernt. Die Operation unterscheidet sich nicht von der von uns ausgeführten Tonsillektomie. Handelt es sich hier um eine krebsartige Veränderung, darf man nicht operativ vorgehen.

Ferner lehrt der Verfasser die Behandlung der Uvula. Nur wenn die Uvula weißliche Farbe hat und langgestreckt ist, soll sie operiert, d.h. entfernt werden.

Eine andere Methode ist die, das Zäpfchen solange mit ungelöchtem Kalk oder einem anderen ätzenden Medikament zu benetzen, bis es schwarz, d.h. nekrotisch, wird und abfällt. Vgl. für die Mandeln Heiberg, S. 67 und Berendes, S. 492; für das Zäpfchen Heiberg, S. 68–69 und Berendes, S. 493–495.

Bezüglich der Schwellung der Mandeln (*lauz*) hast du schon gelernt, daß die Mandeln zwei Drüsen (*ġuddatān*) sind, die an den beiden Seiten der Zunge liegen. Wenn in ihnen eine Schwellung auftritt und lange andauert, und dem Patienten das Schlucken schwer fällt und sich Atemnot einstellt, ohne daß es durch die Heilmittel des Internisten verschwindet, so führe die Behandlung mit dem Messer durch, jedoch ist es notwendig, daß du den Patienten der Sonne gegenüber hinstellst. Wenn du siehst, daß die Farbe der Anschwellung

[107] *ʿinab* „Traube“, dazu als Adjektiv *ʿinabī* „traubenförmig, beerenähnlich“. Die Bezeichnung kommt daher, daß die Anschwellung nach Ibn Hubal, *al-Muḫtārāt* III, 184 „wie eine runde Traubenbeere ist“. Dieser Bildvergleich ist bereits in der Antike benutzt worden, wo dieser Zustand des Zäpfchens von Aristoteles (Hist. anim 1, 11) als σταφύλη bezeichnet wurde, ein Ausdruck, der von der Medizin übernommen wurde und sich in der späteren Antike bei mehreren medizinischen Autoren findet. Auch die lateinische Fachsprache hat ihn sich angeeignet. Vergleiche noch heute uvula in der normalen anatomischen Nomenklatur.

dunkel oder schwarz und ihre Konsistenz fest ist, wobei die Geschwulst wenig oder gar kein Gefühl aufweist, dann handelt es sich um Krebs. Dann unternimm dagegen nichts mit dem Messer, sondern man läßt sie unbehandelt, bis sie vollständig ausgereift ist, aufplatzt und aller Eiter, der darinnen ist, herauskommt.

Wenn die Farbe der Schwellung weiß ist und sich darin eine Rundung gebildet hat und die Wurzel der beiden Mandeln dünn ist, und die Wärme vorherrscht, so verwende in einem solchen Fall das Messer, und zwar folgendermaßen: der Patient sitzt auf einem Stuhl an einem sonnigen Ort und öffnet seinen Mund, und der Arzt drückt die Zunge mit einem dazu tauglichen Instrument; es ist ein dem Messer ähnliches Instrument, das keine Schneide an den beiden Seiten hat und aus Silber, Gold oder Kupfer verfertigt ist. Dann wird der Haken (*ṣinnāra*) in die eine Mandel gestochen; ziehe sie heraus, soweit es dir möglich ist, ohne daß mit der Mandel etwas von den Membranen herausgezogen wird, welche sie umgeben, und du schneidest mit einem der Schere (*miqaṣṣ*) oder dem Messer (*mibḍaʿ*) ähnlichen Instrument. Dann verfährst du mit der anderen Mandel genauso[108]. Du befiehlst darauf dem Patienten, mit Gallapfelsaft oder sehr kaltem Wasser zu spülen. Wenn das Blut dadurch nicht gestillt wird, soll er mit Wasser, dem zyprisches Vitriol (*zāǧ qubrusī*) beigemischt ist, spülen, oder er soll mit Wasser spülen, in dem Granatapfelschale, Myrte, Granatapfelblüte und Rosenknospe gekocht ist, oder er soll mit eingedicktem Saft von Maulbeeren, Rosenwasser, Saft vom großen Wegerich und zyprischer Erde gurgeln.

Was das Geschwür des Zäpfchens (*lahāt*) betrifft, wenn es entstanden ist und nicht durch die im Reinigen des Körpers und ferner des Gehirns bestehende Behandlung des Internisten verschwunden und nach unten gefallen ist, setze den Patienten an einen hellen Ort, öffne seinen Mund, drücke die Zunge mit dem schon erwähnten Instrument herunter und schaue nach dem Zäpfchen. Wenn es rund ist und nicht lang, und es dunkel oder schwarz von Farbe ist und kein Gefühl hat, so schneide niemals, damit bei dem Patienten keine starke Blutung (*infiǧār dam*) entsteht, die kaum gestillt werden kann. Wenn es weiß ist und lang mit einer Rundung, so muß man sich beeilen, es zu operieren, damit der Patient nicht erstickt. Dies geschieht auf vier[109] Arten. Die erste besteht darin, daß der Patient an einem sonnigen Ort sitzt und der Arzt seine Zunge, wie erwähnt, herunterdrückt, dann den Haken in das Zäpfchen hinsticht, nach unten zieht und mit dem Instrument, mit dem die Mandeln geschnitten werden, schneidet.

[108] Eine sehr kurze Darstellung der gleichen Methode findet sich auch bei Celsus VII, 12, 2 (Marx, S. 328).

[109] Mit Hs. fol. 361b ist *arbaʿa* statt *sitta* (sechs) des Druckes zu lesen.

Man darf davon nicht mehr abschneiden als den Betrag, welcher über das natürliche Maß hinausgeht; denn wenn mehr als dieser Betrag abgeschnitten wird, wird dem Patienten großer Schaden zugefügt, dessen geringster im Verlust der Stimme liegt. Dann verfährt man, wie wir bei der Operation der Mandeln erwähnt haben.

Die zweite Art besteht darin, daß man, wenn der Patient vor der Anwendung des Messers Angst hat, etwas scharfes Wasser (Anästhesie?) nimmt, wie du bereits kennengelernt hast, in das ungelöschter Kalk (*kils*) geknetet wird, wobei die Konsistenz der Mischung das richtige Maß haben soll. Dann wird der Kopf des Patienten in den Schoß des Chirurgen gelegt, wobei der Patient seinen Mund öffnet. Der Arzt drückt seine Zunge nieder, wie wir schon erwähnt haben. Der beschriebene Kalk wird auf ein hohlgewölbtes, dem Löffel ähnliches Instrument gelegt, das sehr ausgehöhlt sein soll. Dann wird das Instrument in den Mund eingeführt, wobei der Kalk an das Ende des Zäpfchens in die Aushöhlung gelegt ist, und das Zäpfchen wird einige Male hineingedrückt, bis daß seine Farbe schwarz wird und das Brennen der Medizin sich beruhigt hat; denn dabei verfault es und fällt ab. Aber gib acht, daß nichts davon in die Kehle kommt.[110]

Die dritte Art ist, daß man eine Röhre (*unbūba*) aus Silber oder Kupfer wählt, deren Weite der Dicke des herunterhängenden Zäpfchens entspricht. Dann wird eine Sonde (*mirwad*) genommen, und um ihn wird ein Baumwollfaden gewickelt, und der Baumwollflocken wird reichlich mit Kalk genetzt, wie wir bereits erwähnt haben. Der Griffel wird in die Röhre eingeführt, bis er das Ende des Zäpfchens berührt. Er wird belassen, bis er es verbrannt und kauterisiert hat. Dann fällt das (Ende des Zäpfchens) am dritten oder vierten Tage ab. Wenn du es für nötig hältst, die Behandlung zu wiederholen, wiederhole sie! Dann nimm die Röhre heraus, und bestreich das Zäpfchen mit in Fett getränkter Baumwolle, so daß alles, was herum ist, aufgesaugt wird. Der Patient soll mit kaltem Wasser spülen.

Bei der vierten Art wird Gebirgsminzkraut (*fūtanağ ğabalī*)[111] und trockener Ysop (*zūfā yābis*)[112], wilder Thymian (*ṣaʿtar*)[113], Raute (*sadāb*)[114], Koloquinte (*šīḥ*)[115], Kamille (*bābūnağ*) und Artemisia (*qaisūm*) zu gleichen Teilen genommen, in Weinessig gut gekocht, die Öffnung des Topfes mit Lehm zugedeckt, und darin wird ein Loch gemacht. Dann wird in dieses Loch das Ende einer kupfernen Röhre eingeführt und das Ende des Zäpfchens wird innerhalb des anderen Endes gelegt, und an dieses Ende wird die Form eines Granatapfels

110 Diese Operation bei messerscheuen Patienten ist fast wörtlich bei Sudhoff, *Chirurgie*, S. 31 nachzulesen.

111 Levey, *al-Kindī*, S. 312, Nr. 223.

112 Levey, a.a.O. S. 277, Nr. 131.

113 Levey, a.a.O. S. 297, Nr. 181.

114 Levey, a.a.O. S. 279, Nr. 139.

115 Levey, a.a.O. S. 296, Nr. 177.

außerhalb der Röhre gelegt, damit der Patient den Mund öffnet und er vor der heißen Röhre geschützt wird. Die Röhre wird einige Zeit gelassen, während der Dampf in ihr aufsteigt; denn das Zäpfchen verfault danach und fällt ab. Aber hüte dich, etwas von den erwähnten Arten der Behandlung vorzunehmen, ohne daß du den Körper gereinigt hast; denn wenn der Chirurg es (ohne das) täte, würde er dem Kranken einen offensichtlichen Schaden zufügen. Gott weiß es am besten.

16. Über die Behandlung der Halsentzündung[116] durch Schnitt[117] der Kehle (II, 200)

Vorbemerkung:

Bei Tracheostenose verschiedener Ursache empfiehlt Ibn al-Quff die Laryngotomie am unteren Teil des Kehlkopfes auszuführen. Die erste Tracheotomie wurde nachweisbar 140 n. Chr. von dem griechischen Arzt Antyllos vorgenommen. Vgl. Heiberg, S. 70 und Berendes, S. 495.

Wenn ein Geschwür in der Kehle oder Speiseröhre entsteht, und die kalte Luft in Richtung des Herzens nur schwer eintreten kann, und du für den Patienten den Tod fürchtest, und dazu am Hals eine andere Schädigung nicht vorhanden ist, dann schneide die Luftröhre. Die Art und Weise dieses auszuführen, besteht darin, daß du die Kehle mit dem Haken (*ṣinnāra*) dehnst, dann einschneidest, bis die dort befindlichen Venen (*ʿurūq*)[118] und Arterien (*šarāyīn*) erscheinen. Danach schneide die beiden Häutchen (*ġišāʾān*) und die Knorpel (*ġaḍārīf*); dann unterlaß alles Weitere, bis die Krankheit sich gebessert

[116] *ḫānūq* plur. *ḫawānīq* bedeutet sowohl „Halsentzündung" als auch „Diphtherie".
[117] Vgl. Abbildung Fig. 80 bei Charaf ed-Din.
[118] Vgl. Fonahn, Nr. 1677.

hat. Darauf verbindest du die beiden Lappen der Haut und nähst mit einem Faden[119] und wendest Medikamente an, die die Wunde vernarben. Aber unternimm niemals das Nähen des Knorpels[120] — Gott weiß es am besten.

17. Über das Herausnehmen von in der Kehle steckenden Gräten und Knochen (II, 201)

Vorbemerkung:

Ein Fremdkörper im Oesophagus wird, sofern er bei der Untersuchung sichtbar wird, mit Instrumenten entfernt. Sitzt der Fremdkörper tief, wird empfohlen, weiche Bissen zu schlucken und viel Wasser zu trinken, oder der Patient muß zum Erbrechen gebracht werden. Wenn das alles erfolglos ist, versucht man, ihn ein Stück Fleisch oder einen Schwamm an einem Faden schlucken zu lassen, um den Fremdkörper dann herausziehen zu können.

Sollte auch das ohne Erfolg bleiben, so soll sich der Patient ein Bleirohr selbst in den Oesophagus einführen, mit dem der Fremdkörper herausgezogen oder hinuntergestoßen werden kann. Der Patient soll das Einführen des Rohres selbst vornehmen, weil er besser beurteilen kann, wo sich der Fremdkörper befindet.

Wenn jemand einen Blutegel verschluckt hat, so soll dieser je nach Sitz entweder durch Gurgeln oder Trinken von Flüssigkeit mit verschiedenen Medikamenten herausbefördert werden. Ganz ähnlich behandelt bei Heiberg, S. 69 und Berendes, S. 495.

Manchmal stecken in der Kehle kleine Gräten, wie kleine Gräten von Fischen. In diesem Fall muß man Mittel anwenden, um sie herauszuholen. Das geschieht derart, daß der Arzt den Kopf des Patienten

[119] Daß es für das Nähen mit Faden verschiedene Methoden gibt, hat I Q II, 105–106 ausführlich behandelt.

[120] Diese Bemerkung über das Nähen des Knorpels ist durchaus zutreffend, weil dadurch immerhin die gefürchtete Nekrose des Knorpels hervorgerufen werden kann.

an einem hellen Ort in seinen Schoß legt, und die Zunge mit dem genannten Instrument herunterdrückt, um nach dem, was in der Kehle ist, zu schauen. Wenn es sichtbar ist, so fällt darauf der Blick; es wird mit einem Krampen (*ʿuqqāfa*)[121] herausgenommen, der aus Bambus oder aus einer Bogensehne hergestellt ist; andernfalls wird es dadurch herausgestoßen.

Wenn das (in der Kehle Steckende) aber der Wahrnehmung verborgen ist, wird dem Patienten befohlen, einen großen, weichen Bissen zu schlucken; darauf soll er reichlich Wasser trinken. Wenn dadurch das Steckengebliebene herausgezogen wird, so ist es gut; wenn das nicht der Fall ist, soll er sich heftig (*bi-ʿunf*) erbrechen, oder ein Stück rohes Fleisch schlucken, oder ein Stück weiße Rübe (*lift*). Wenn das nicht hilft, wird an ein Stück Fleisch ein Faden gebunden, das Fleisch wird (vom Patienten) heruntergeschluckt und dann mit Kraft herausgezogen; dann kommt das Steckengebliebene (zugleich) heraus. Oder es wird ein Stück Schwamm genommen, der nicht in Wasser getränkt ist, und daran wird ein Faden gebunden, und der Schwamm wird verschluckt, bis er zu dem Steckengebliebenen gelangt, und wird für kurze Zeit (dort) gelassen; dann wird er herausgezogen.

Wenn es auf diese Weise nicht herauskommt, wird ein an der Spitze gekrümmtes Instrument aus Blei hergestellt, das dicker als die Sonde (*mirwad*) ist, und das der Patient sanft in seinen Schlund einführt, wobei er seinen Kopf nach oben hebt, damit die Kehle sich nach unten senkt und der Schlund sich öffnet. Auf diese Weise kommt das Steckengebliebene heraus, oder es wird nach unten gestoßen.

Wisse, daß es besser ist, wenn der Patient das erwähnte Instrument in die Kehle einführt, als wenn der Chirurg es tut, und zwar, weil der Patient die Stelle, wo es steckengeblieben ist, kennt[122].

Was den Blutegel (*ʿalaq*) betrifft, so wisse, daß es manchmal vorkommt, daß jemand einen Butegel verschluckt, sei es, weil das getrunkene Wasser trübe ist und der Trinkende nachlässig, oder weil der Blutegel so klein ist, daß er der Wahrnehmung verborgen bleibt, so daß man unvorsichtig wird, und der Blutegel in dem Wasser mitgetrunken wird. Dann bleibt der Blutegel entweder an der äußeren Kehle oder im Innern der Speiseröhre hängen; manchmal kommt er sogar im Magen vor.

[121] So lies mit Ms.

[122] Vgl. K. Sudhoff, *Chirurgie im Mittelalter*, 2. Teil, S. 32 fast wörtlich: „Über das Bleirohr, das zum Niederstoßen oder Heraufbefördern von spitzen Knochenstücken oder Fischgräten im Schlunde dienen und dem Patienten in die Hand gegeben werden soll (!), da er selbst besser fühlt, wo er (? so der Text, d.h. der Knochen oder die Gräte) ist (!) . . .“ Die Ausrufezeichen rühren von Sudhoff her.

Das Anzeichen dafür ist, daß bei demjenigen, der das Wasser mit dem Blutegel getrunken hat, Kummer, Wahnvorstellungen, Angstzustände, Auswurf oder Erbrechen von feinem Blut eintreten. In diesem Falle mußt du dich bemühen, den Blutegel herauszuholen. Das geschieht derart, daß du in den Mund schaust, wie wir bereits bei der Entfernung der Gräte dargelegt haben. Wenn das Auge den Blutegel erspäht, wird er mit einem feinen Haken (*ṣinnāra*) herausgenommen, andernfalls mit der feinen Pinzette (*ǧift*); wenn das nicht geht, wird eine feine Röhre (*unbūba*) aus Messing oder Silber genommen, die in den Schlund des Patienten eingeführt wird, und ihr Ende wird an ein Ende des Blutegels gelegt. Dann wird eine eiserne Sonde (*mirwad*), der länger als die Röhre ist, erhitzt, und du führst ihn darin ein und kauterisierst damit den Blutegel; der Patient muß den dabei auftretenden Schmerz aushalten. Dann wird eine Waschschüssel (*iǧǧāna*) mit äußerst kaltem Wasser genommen; der Patient öffnet seinen Mund gegenüber dem Wasser und spült auch damit, aber ohne etwas davon herunterzuschlucken. Er erträgt den Durst und bewegt von Zeit zu Zeit[123] das Wasser mit seiner Hand, dann fällt der Blutegel ins Wasser.

Wenn er aber auf diese Art nicht herauskommt, wird der Blutegel mit Wanzen (*fasfas*)[124] und Asant (*ḥiltīt*)[125] mit dem Instrument, das wir beim Räuchern des Zäpchens erwähnt haben, einige Male geräuchert, dann fällt der Blutegel heraus; oder man gibt dem Patienten Knoblauch (*ṯūm*) zu essen und setzt ihn bei geöffnetem Mund in die heiße Sonne, während gegenüber seinem Mund eisgekühltes Wasser ist, das er dauernd bewegen soll; denn der Blutegel fällt in der Sonne heraus. Oder er soll mit sehr saurem Essig, in dem Asant, oder Amoniak (*nušādir*), oder Schwefel (*kibrīt*) aufgelöst ist, gurgeln, oder es werden in Essig Artemisia absinthium (*afsatīn*)[126], Schwarzkümmel (*šūnīz*)[127], Artemisia herba alba (*šīḥ*)[128] und Lupinenbohnen (*turmus*)[129] gekocht, und damit gurgelt er; sonst (d.h., wenn das nicht hilft) wird Koloquinte (*ḥanẓal*)[130] und Aspidium filix mas (*saraḫs*) und Knoblauch (*ṯūm*) in ihm (d.h. im Essig) gekocht und gefiltert und Borax (*bauraq*)[131] hinzugefügt, und damit gurgelt er.

[123] Wir lesen mit Ms. *ḥīnan baʿda ḥīnin*.
[124] Vgl. ad-Damīrī II, 257 (Kairo 1275) „Wenn man sie zerreibt und in die Öffnung der Urethra legt, helfen sie gegen Harnverhaltung".
[125] Asa foetida, vgl. Siggel, *Wörterbuch*, S. 29.
[126] Siggel, *Wörterbuch*, S. 15a; Kircher, Nr. 9.
[127] Siggel, *Wörterbuch*, S. 47b; Kircher, Nr. 144.
[128] Siggel, *Wörterbuch*, S. 47b; Kircher, Nr. 145.
[129] Siggel, *Wörterbuch*, S. 23a; Kircher, Nr. 56.
[130] Kircher, Nr. 80.
[131] Kircher, Nr. 39.

Wenn der Blutegel im Magen ist, wird dem Patienten gekochtes Wasser zu trinken gegeben, in dem Schwarzkümmel (*šūnīz*), Artemisia herba alba (*šīḥ*), Lupinenbohne (*turmus*), Costus (*qusṭ*) und Artemisia (*qaisūm*) sind, von jedem ein Teil. Darauf bekommt er Knoblauch, Zwiebel, Fluß-Minze (*fūtanağ*)[132] und Senfkörner (*ḫardal*) zu essen. Dann wird ihm befohlen, sich zu erbrechen; darauf kommt der Blutegel heraus. Wenn der Egel aus Furcht davor zur Speiseröhre emporsteigt und dem Auge sichtbar wird, so ergreifst du ihn mit den Instrumenten, die wir genannt haben, und ziehst ihn heraus. Gott weiß es am besten.

[132] Levey, al-Kindi, S. 312, Nr. 223.

1. Index der medizinischen Termini[1]

[1] In der Reihenfolge des europäischen Alphabets. Arabische Plurale und Formen sind nicht unter der arabischen Wurzel aufgeführt. A = Nummer der Anmerkungen zu Teil I, II, III

2. Index der Heilmittel aus den drei Naturreichen

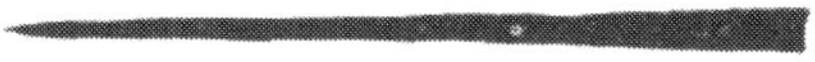

Fig. 1

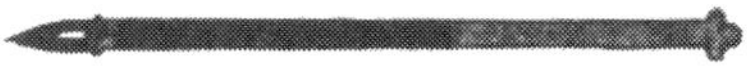

Fig. 2

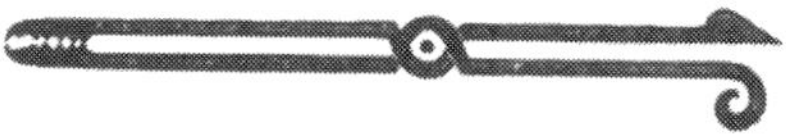

Fig. 3

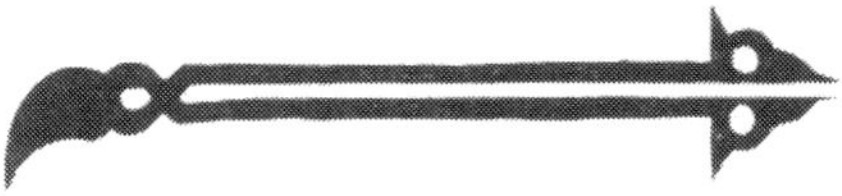

Fig. 4

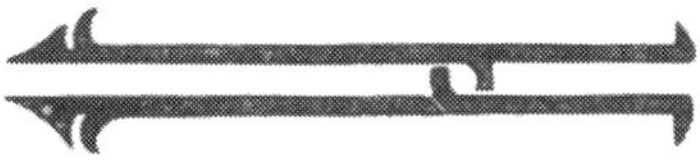

Fig. 5

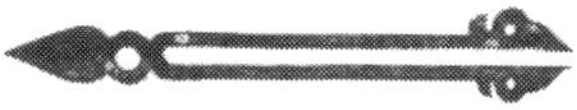

Fig. 6

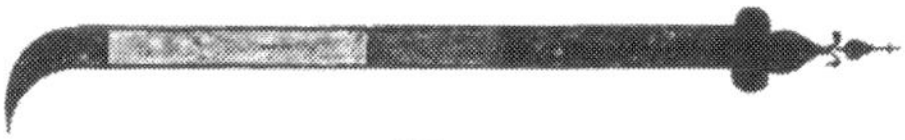

Fig. 7

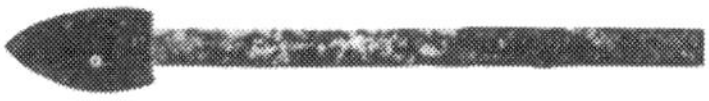

Fig. 8

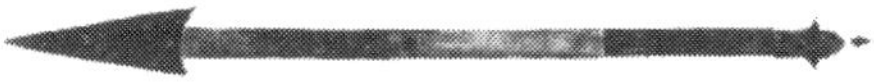

Fig. 9

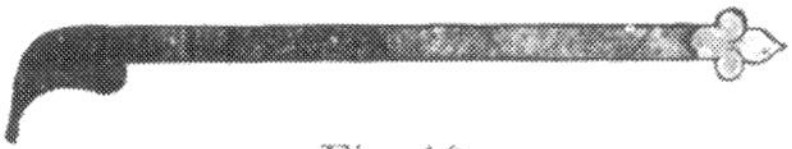

Fig. 10

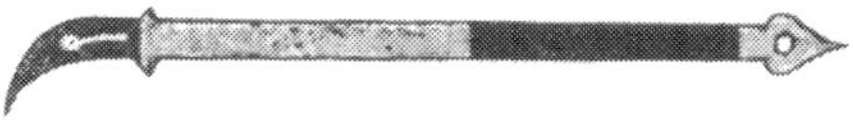

Fig. 11

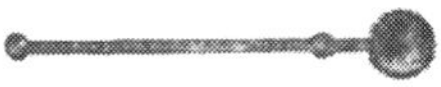

Fig. 12

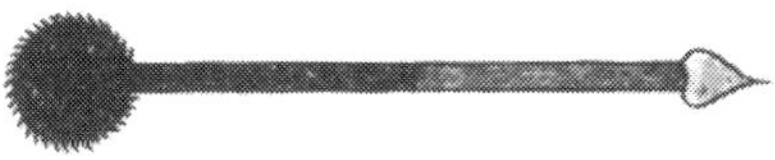

Fig. 13

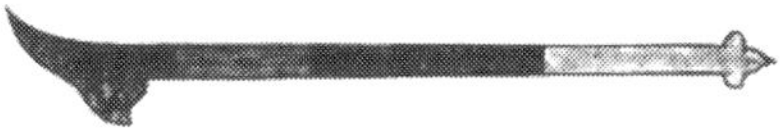

Fig. 14

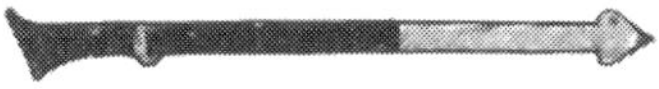

Fig. 15

TAFEL 2

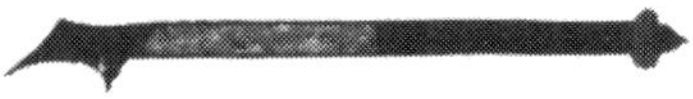
Fig. 16

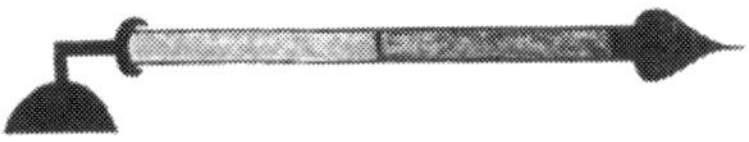
Fig. 17

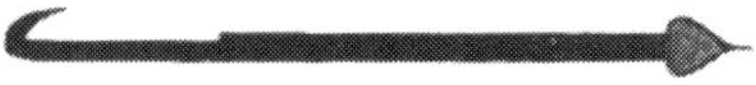
Fig. 18

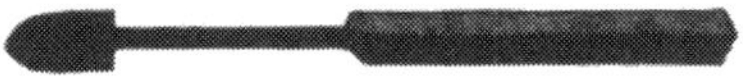
Fig. 19

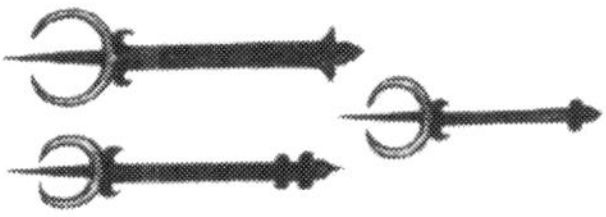
Fig. 20

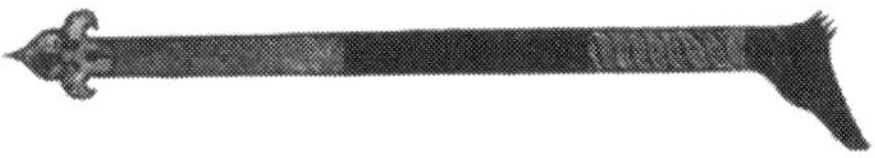
Fig. 21

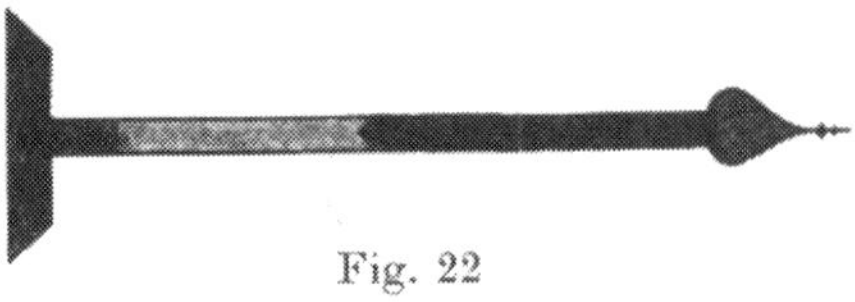
Fig. 22

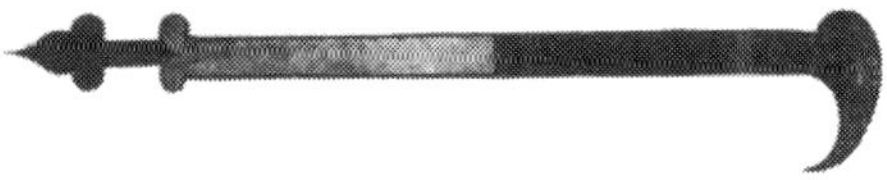
Fig. 23

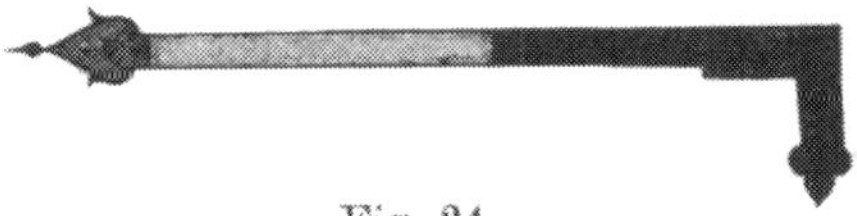
Fig. 24

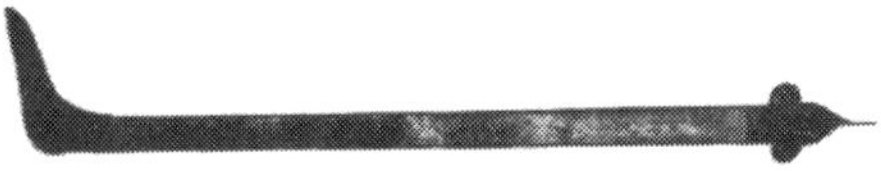
Fig. 25

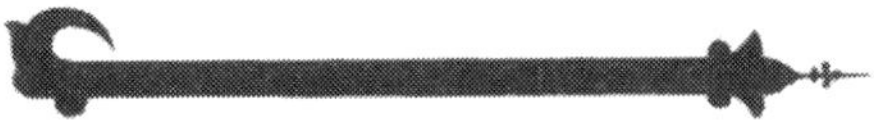
Fig. 26

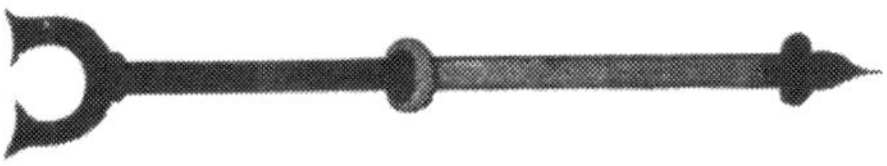
Fig. 27

TAFEL 3

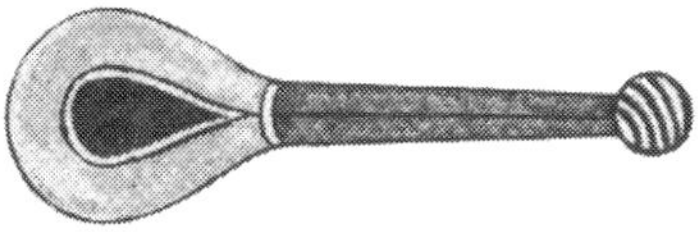

Fig. 28

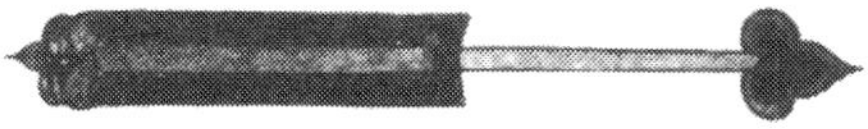

Fig. 29

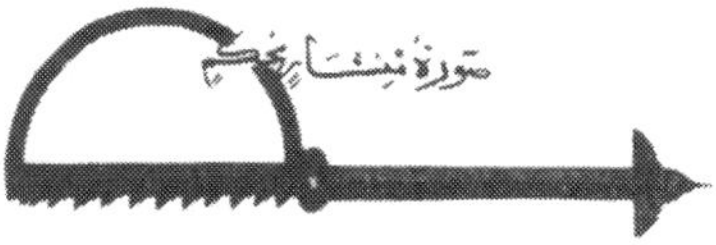

Fig. 30

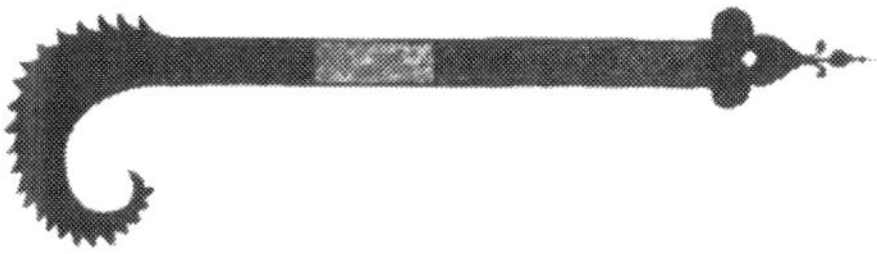

Fig. 31

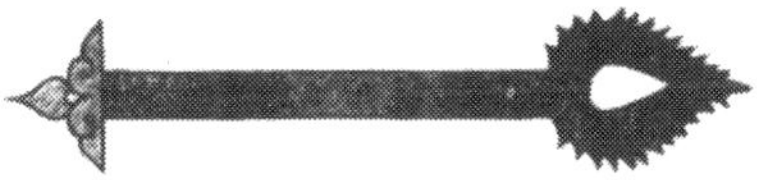

Fig. 32

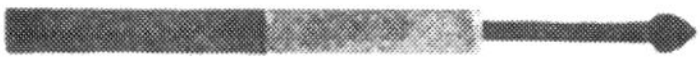

Fig. 33

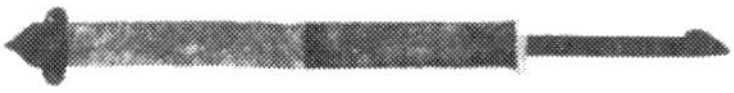

Fig. 34

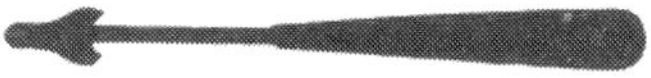

Fig. 35

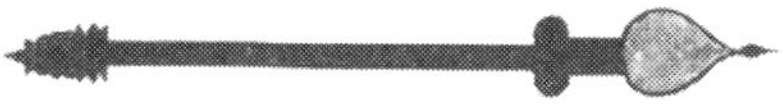

Fig. 36

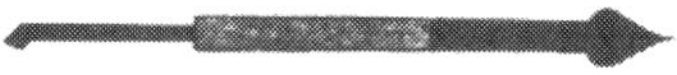

Fig. 37

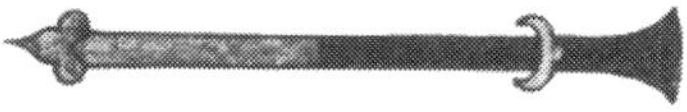

Fig. 38

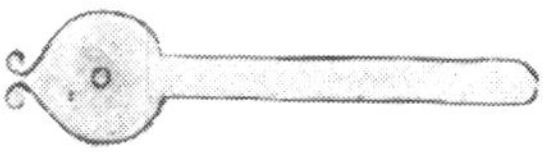

Fig. 39

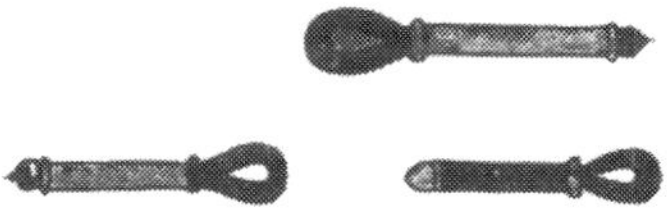

Fig. 40

TAFEL 4

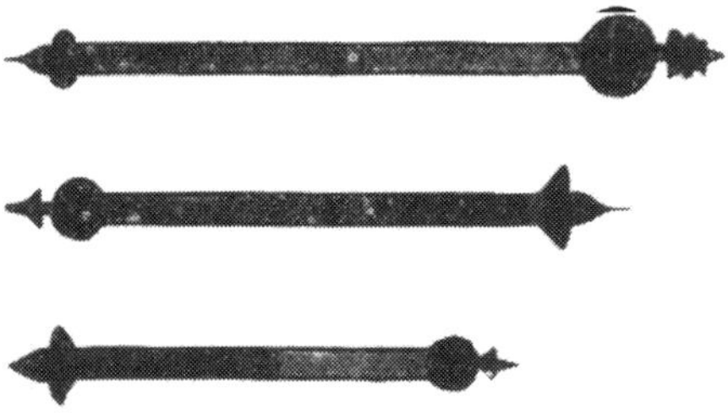

Fig. 41

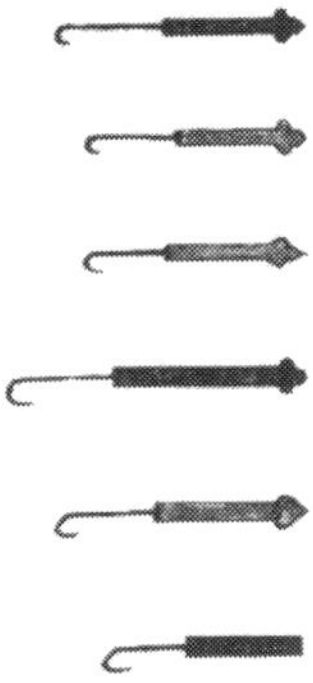

Fig. 42

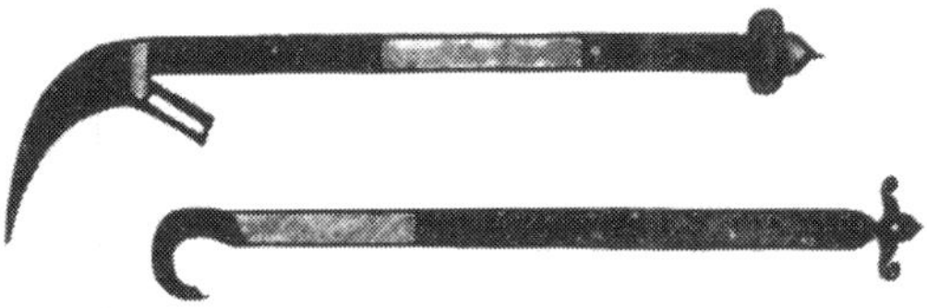

Fig. 43

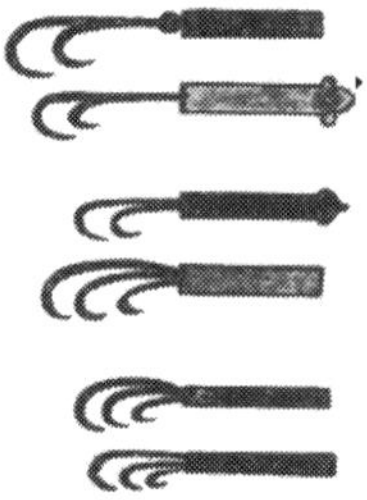

Fig. 44

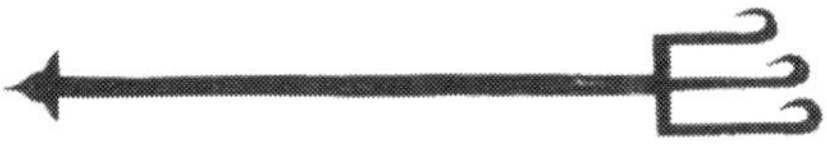

Fig. 45

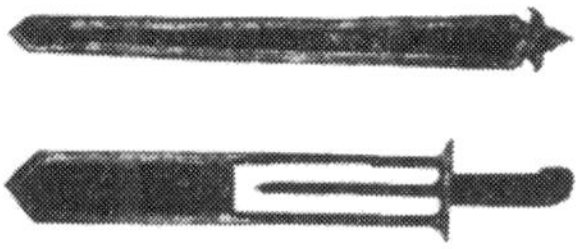

Fig. 46

FSC
www.fsc.org
MIX
Papier | Fördert
gute Waldnutzung
FSC® C083411

Kolibri 360 GmbH
Ferdinand-Jühlke-Straße 7
99095 Erfurt, Deutschland
produktsicherheit@kolibri360.de